Carl-Auer-Systeme

Bernhard Trenkle

Das 2.

Ha - Ha NDBUCH

*der Witze zu Hypnose
und Psychotherapie*

Über alle Rechte der deutschen Ausgabe verfügt Carl-Auer-Systeme
Verlag und Verlagsbuchhandlung GmbH; Heidelberg
www.carl-auer.de
Fotomechanische Wiedergabe nur mit Genehmigung des Verlages
Einband und Layout: WSP Design, Heidelberg
Umschlagfoto: © photodisc
Satz: Verlagsservice Hegele, Dossenheim
Printed in Germany 2000
Druck und Bindung: Kösel, Kempten (KoeselBuch.de)

Erste Auflage, 2000
ISBN 3-89670-132-0

Die Deutsche Bibliothek – CIP-Einheitsaufnahme

Ein Titelsatz für diese Publikation ist bei
Der Deutschen Bibliothek erhältlich.

Inhalt

Vorwort

Vor einigen Jahren erzählte mir der amerikanische Kollege Brent Geary einen Witz, der mit einer Frage begann.

„Bernhard, kennst Du den Unterschied zwischen dem positiven Orgasmus, dem negativen Orgasmus, dem göttlichen Orgasmus und dem vorgetäuschten Orgasmus?"

Ich kannte den Unterschied nicht, und Brent Geary antwortete:

„Der positive Orgasmus: Ja, ja, ja, oh, ja, ja, ja ...

Der negative Orgasmus: Nein, nein, nein, oh nein, nein, nein ...

Der göttliche Orgasmus; Oh Gott, oh Gott, oh Gott ...

Der vorgetäuschte Orgasmus: Oh Bernhard, Oh Bernhard ..."

Einige Tage später ergab sich die Gelegenheit, diesen Witz meinem Kollegen und alten Freund Gunther Schmidt zu erzählen, der über die überraschende Pointe herzlich lachte.

Kurz darauf erzählte ich diesen Witz einem meiner Praktikanten, den ich als sehr sensibel erlebt hatte. Ich war mir etwas unsicher, ob er ähnlich wie Gunther Schmidt herzlich über diesen Witz würde lachen können. Es war dazu kein gleichrangiges Kollegenverhältnis, denn ich war der Praktikumsanleiter und er der Praktikant. Zudem hatte ich den Eindruck, dass es schwierig für ihn war, keine Freundin zu haben. Er wollte jedoch den Witz hören, über den Gunther Schmidt so herzlich gelacht hatte. Spontan entschloss ich mich, den Witz nicht auf ihn zu beziehen. Stattdessen begann ich: „Neulich war Brent Geary da, und er fragte mich nach dem Unterschied zwischen dem positiven, negativen, göttlichen und vorgetäuschten Orgasmus ..." Der Witz endete hier natürlich mit meinem Namen und nicht mit dem Namen des Praktikanten. Er hatte sehr viel Spaß an diesem Witz.

Ob über einen Witz gelacht werden kann, hängt oft vom Kontext ab, in dem er erzählt wird, und maßgeblich auch davon, *wie* er in diesem Kontext erzählt wird. Derselbe Witz kann als Frotzelei unter guten Freunden verwendet und in einer anderen Situation als verletzende und vernichtende Waffe benutzt werden.

In meinen Workshops setze ich zuweilen eine Übung ein, die mit diesen Gegebenheiten spielt. Die Teilnehmer erhalten ein Arbeitsblatt mit ausgewählten Witzen aus dem ersten HaHandbuch der Psychotherapie. Zum Beispiel: Was ist der unsensibelste Teil des Penis? Der Mann. Oder: Ein Arbeitsloser stellt sich in einem Bewerbungsgespräch vor. Der Chef: „Haben sie etwas gelernt?" Arbeitsloser: „Nein." Chef: „Gott sei Dank, dann müssen wir sie schon nicht umschulen."

Aufgabe der Seminarteilnehmer ist es dann, eine therapeutische oder beratende Situation zu finden, in der man diesen Witz nicht erzählen darf. Häufig wird dann gesagt, den Witz mit dem Bewerbungsgespräch dürfe man keinem Langzeitarbeitslosen erzählen, der sich hoffnungslos ohne Aussichten auf Arbeit empfindet.

In einer weiteren Übung wird dann den Teilnehmern die Aufgabe gestellt, sich zu überlegen, wie man genau diesem Langzeitarbeitslosen diesen Bewerbungswitz so erzählen kann, dass er nicht nur nicht verletzt, sondern sogar noch Sinn macht.

Eine mögliche Variante:

„Zu Ihrer anscheinend hoffnungslosen Situation fällt mir ein interessantes Erlebnis ein. Ich unterrichtete in der polnischen Stadt Lodz Ärzte und Psychologen. In einer Seminarpause erzählte ich den Witz, bei dem sich ein Arbeitsloser vorstellt, und der Chef will wissen, ob er etwas gelernt hat. Auf die Antwort ‚nein' antwortet der Chef: ‚Gott sei Dank, da müssen wir Sie schon nicht umschulen.' Alle lachten, aber der Direktor des einladenden polnischen Fortbildungsinstitutes meinte, das sei kein Witz. Er berichtete, er sei nach der Wende beratend für eine norwegische Erdölfirma tätig gewesen, die in Polen ein neues Tankstellennetz aufziehen wollte. Für die Einstellung des Tankstellenpersonals habe diese norwegische Firma eine Bedingung gestellt: Die Angestellten durften im alten System noch nie an einer Tankstelle gearbeitet haben. Man hat es für viel leichter angesehen, ungelernte Kräfte auf ein modernes Serviceverständnis zu schulen, als erfahrene Tankstellenmitarbeiter umzuschulen. Das Ergebnis: Die norwegische Firma hat den besten Service aller Tankstellen.

Wie gesagt, Ihre Situation erscheint auf den ersten Blick aussichtslos. In Ihrem erlernten Beruf gibt es wohl wirklich sehr wenige Stellen, aber vielleicht gibt es außerhalb Möglichkeiten, in der Sie Chancen haben könnten.«

Für die meisten Witze in diesem Buch gibt es denkbare Kontexte, in denen die Witze deplatziert sind. Einige Witze lassen sich mit Sicherheit so erzählen, dass sie bestimmte Menschen in bestimmten Situationen verletzen.

Für dieselben Witze lassen sich jedoch genauso gut Situationen vorstellen, in denen sie erfreuen und amüsieren. Wer zwingt mich oder einen Leser eigentlich dazu, sich einen Kontext vorzustellen, in denen einer der Witze unpassend wäre?

Das Manuskript wurde von vielen Freunden, Kollegen und Menschen aus unterschiedlichen Lebenskontexten probe- und korrekturgelesen. Dabei stellte ich auch immer die Frage, ob ich einige Witze der Selbstzensur zum Opfer fallen lassen sollte. Es ergab sich jedoch keinerlei einhelliges Bild. Was für den einen nicht mehr zum Lachen war, war für den anderen großartig und „muss unbedingt im Buch bleiben".

Einer der besten Freunde meines 19 Jahre alten Sohnes meinte nach dem Lesen des Manuskriptes: „Es ist härter als das erste Witzbuch. Diesmal bekommen alle ihr Fett ab." Das gab mir dann doch zu denken.

Allerdings fühlte ich mich auch verpflichtet, die aufwändige Perforation des ganzen Buches zu rechtfertigen. Sie können also ungehemmt ihrer Empörung Luft machen, ganze Seiten herausreißen, zerkauen und ausspucken oder als Toilettenpapier hinter sich lassen. Vor dem Verschenken können sie wie beim ersten *HaHandbuch* die Perforation auch dazu nutzen, das Buch dem Weltbild des Beschenkten anzupassen.

Der erste Band des *HaHandbuches der Psychotherapie* war unerwartet erfolgreich. Seit 1984 hatte ich im *M.E.G.a.Phon* Witze publiziert, die dann in diesem Buch gesammelt und durch viele weitere ergänzt worden waren. Das *M.E.G.a.Phon* ist der Newsletter der Milton Erickson Gesellschaft (M.E.G.), der größten Ausbildungsgesellschaft für Hypnose in Deutschland. Von der deutschen Ausgabe des ersten Bandes des *HaHandbuchs der Psychotherapie* wurden seit 1994 mehr als 22 000 Exemplare verkauft. Eine russische

Ausgabe erschien 1997, die amerikanische steht vor der Auslieferung, und eine polnische und ungarische Ausgabe sind in Vorbereitung.

Lange hatte ich mich geweigert, einen zweiten Band dieses Buches zu schreiben. Mir schien es nicht möglich, dieses „niedere" Niveau in einem zweiten Band zu halten. Das Internet machte es jedoch möglich, einige ungewöhnliche, auch alte Witzbücher zu finden. Im *M.E.G.a.Phon* hatte ich zudem seit 1994 regelmäßig neue Kapitel veröffentlicht, sodass die Grundlage für ein Manuskript vorhanden war.

Das „einschneidende" Erlebnis eines Rasenmäherunfalls im Juli 1999 verursachte einen Schub an schwarzem Humor. Ich entschloss mich spontan, diese Situation zu nutzen, um den zweiten Band in Angriff zu nehmen. Im Internet konnte man unter *www.hahandbuch.de* seit Februar 2000 das Entstehen dieses zweiten Bandes verfolgen. Vielleicht werde ich auch nach dem Erscheinen des Buches auf dieser Seite ungewöhnliche Witze ins Netz stellen. Zusendungen sind jedenfalls willkommen.

Ich wünsche den Leserinnen und Lesern viel Spaß!

Bernhard Trenkle
Auf der Zugfahrt von Wigry/Polen nach Rottweil,
Juni 2000

Alkoholismus

Vor wenigen Jahren konnte man in der Zeitung lesen, dass die Deutschen jetzt Weltmeister im Pro-Kopf-Verbrauch von Alkohol sind. Das Oktober-Fest in München wurde einmal als die größte offene Drogenszene in Deutschland bezeichnet. Ein Heer von Therapeuten, Ärzten und Sozialarbeitern beschäftigt sich mit den Folgen und Begleiterscheinungen des hohen Alkoholkonsums[1].

Nachfolgend einige kurze Dialoge aus Aufnahmegesprächen deutscher Kliniken, die sich auf Alkoholbehandlungen spezialisiert haben.

☞ Arzt: „Haben Sie häufig Durst?"
Patient: „So weit lasse ich es nicht kommen."
☞ Arzt: „Trinken Sie viel?"
Patient: „Nein, das meiste verschütte ich."
☞ Arzt: „Haben Sie Probleme mit Alkohol?"
Patient: „Nein. Immer nur ohne."[2]
☞ Arzt: „Trinken Sie?"
Patient: „Oh! Gern! Wenn Sie ein Schlückchen da hätten?!"
☞ Arzt: „Was fällt Ihnen zum Thema Alkohol ein?"
Patient: „Zum Thema Alkohol? Ja – was Krupp in Essen, bin ich im Trinken."

☞ Arzt: „Was trinken sie denn meistens so?"

Patient: „Ach Herr Doktor, schenken sie einfach ein, was sie gerade da haben."

☞ Arzt: „Wenn sie das viele Weintrinken nicht aufgeben, werden sie nicht alt."

Patient: „Ja, ja! Ein guter Tropfen, der hält jung."

☞ Arzt: „Sie kommen schon wieder aus der Bierkneipe?"

Patient: „Aber Herr Doktor, ich kann doch nicht immer dort sitzen bleiben!"

☞ Arzt: „Die Medikamente müssen Sie nüchtern nehmen."

Patient: „Das wird sich nicht sehr oft realisieren lassen."

☞ Arzt: „Sie wollten doch ein anderer Mensch werden!?"

Patient: „Stellen Sie sich mein Pech vor, Herr Doktor: Der andere Mensch trinkt leider auch!"

☞ Arzt: „Ich finde nichts. Vielleicht liegt es am Alkohol."

Patient: „Das macht nichts, Herr Doktor. Ich komme wieder, wenn Sie wieder nüchtern sind."

☞ Arzt: „Ihre Syptome könnten mit dem Alkohol zusammenhängen. Sie sollten drei Monate den Alkoholkonsum stark einschränken. Dann sehen wir, ob die Symptome zurückgehen".

Patient: „Könnnte ich nicht drei Monate etwas mehr trinken? Dann sehen wir, ob die Symptome schlimmer werden."

☞ Patient: „Sie meinen also, ich sei Alkoholiker?"

Arzt: „Lassen Sie es mich so sagen: Wenn ich eine volle Flasche Schnaps wäre, würde ich mich mit ihnen alleine in einem Zimmer etwas unwohl fühlen."

Vielleicht erinnern Sie sich an einen weiteren Dialog zwischen Arzt und Patient aus dem ersten *HaHand-buch*:

☞ Arzt: „Alkohol macht gleichgültig."
Patient: „Ist mir scheißegal."

Alzheimer-Krankheit

Der Hypnosetherapeut beschäftigt sich mit Amnesie und dem Prozess des Vergessens. Die Alzheimer-Krankheit erscheint den Menschen so bedrohlich, dass sie diese nicht vergessen können. Dies zeigen die vielen – zuweilen sehr drastischen – Witze, die es zu diesem Thema gibt.

☞ Was sind die Vorteile der Alzheimer-Krank-heit?
Man lernt immer so viele neue Leute kennen.

Man kann sich die Ostereier selbst verstecken.

Man ist nicht mehr so nachtragend.

Man hat ständig neue Ideen.

Man lernt immer so viele neue Leute kennen.

Man hat ständig neue Ideen.

Man kann sich selbst ab und zu ein Überraschungsgeschenk kaufen.

Man muss im Fernsehen keine Wiederholungen anschauen.

Schon sehr viel drastischer:

☞ Eine Frau geht zu einer Routine-Untersuchung zum Arzt. Sie kennt den Arzt persönlich. Er ist recht gut mit ihrem Mann befreundet. Im Verlauf der Untersuchung verändert sich die Stimmung. Der Arzt wird zunehmend bedrückter und nachdenklicher. Die Frau wird unruhig und will Genaueres wissen. Der Arzt rückt jedoch nicht mit der Sprache heraus und verweist darauf, er müsse die genauen Laboruntersuchungen abwarten. Während die Frau auf dem Heimweg ist, ruft der Arzt den Ehemann an: „He, Karl. Ich habe wahrscheinlich keine guten Nachrichten. Deine Frau war gerade hier. Ich muss die genauen Laborwerte abwarten. Aber deine Frau hat entweder AIDS oder sie hat Alzheimer." Der Mann schluckt hörbar und meint entgeistert: „Um Gottes Willen! Und was soll ich jetzt tun?"

Der Arzt: „Fahr deine Frau in den Wald. Wenn Sie alleine heimfindet, dann schlafe sicherheitshalber mal nicht mehr mit ihr."

Anciennitätsprinzip und das Würdigen von Hierarchien

Das Anciennitätsprinzip besagt, dass derjenige, der früher da war, größere Rechte und Ansprüche hat als derjenige, der nachfolgt. Es gibt Kulturen, in denen die jüngeren Geschwister die älteren mit Nachnamen anreden und siezen. Oft ist es auch üblich, den Bauernhof oder das Geschäft auf den ältesten Sohn zu übertragen. Die Thronfolge kennt ebenfalls dieses Prinzip, die Herrschaft auf den ältesten Sohn oder die älteste Tochter zu übertragen. Damit verwandt ist das Prinzip, dass Personen in unteren Hierarchierängen die Oberen würdigen. Der Spezialist für systemische Organisationsberatung Gunther Schmidt betont in seinen Seminaren die Wichtigkeit dieses Prinzips.

Vor wenigen Jahren versuchte ich dieses Prinzip zu beherzigen. Ich besuchte die Geschäftsstelle der Deutschen Gesellschaft für zahnärztliche Hypnose (DGZH) in Stuttgart. Anwesend waren der Geschäftsführer und zwei Mitarbeiterinnen aus dem Sekretariat.

Die Hierarchie würdigend, stellte ich meine Frage natürlich dem Geschäftsführer. Dieser wusste jedoch nicht Bescheid und fragte eine Mitarbeiterin, die mir die Frage beantworten konnte. Ich stellte eine weitere Frage – natürlich dem Geschäftsführer. Wieder wusste jedoch die Mitarbeiterin Bescheid. Daraufhin konnte ich mich nicht beherrschen. Ich musste einfach den folgenden Witz zum Besten geben:

☞ Die Zoohandlung bietet drei wunderschöne Papageien zum Verkauf an. Ein Kunde erkundigt sich nach den Preisen.

Der Ladeninhaber berät: „Dieser wunderschöne Papagei auf der rechten Seite kostet 890 Mark." Der Kunde schluckt und meint, das sei doch recht viel Geld für einen Vogel. Der Ladeninhaber weist daraufhin, dass der Papagei immerhin über 25 Worte spreche.

Der Kunde fragt nach dem zweiten Papagei. Der Ladeninhaber nennt einen Preis von knapp 1500 Mark. Der Kunde will den Grund für den immensen Preisunterschied wissen und erfährt, dass der Papagei über 80 Worte spreche und das in drei Sprachen, und auch einige kürzere Sätze seien dabei. Der Kunde ist neugierig auf den dritten Papagei, der soll jedoch über 3000 Mark kosten. Der Kunde fragt, wie viel Worte denn dieser Papagei spreche, denn dies sei ja ein horrender Preis. Der Ladeninhaber klärt den Kunden auf:

„Wir wissen noch nicht, was er spricht. Er hat noch kein Wort gesagt. Aber die beiden anderen sagen ‚Chef' zu ihm."[3]

Anthropologie

Dem amerikanischen Psychiater und Pionier moderner Hypnosetherapie Milton H. Erickson (1901–1980) zufolge soll man anthropologische Bücher studieren, wenn man ein guter Psychotherapeut werden will. Der Blick für unterschiedliche Sichtweisen und Weltbilder in unterschiedlichen Kulturen schärfe auch den Blick und das Verständnis für das individuelle, ideosynkratische Weltverständnis, zum Beispiel unserer Klienten und Patienten, innerhalb unserer eigenen Kultur. Die Bücher des amerikanischen Anthropologen Edward T. Hall eignen sich zu diesem Zwecke ganz besonders. Leider ist nur ein Buch von ihm ins Deutsche übersetzt worden.[4]

Die Relevanz dieses Themas zeigt sich auch an den vielen Witzen, die Unterschiede zwischen den Völkern karikieren:

☞ Einige Anthropologen beschließen ein interessantes Experiment. Sie bringen jeweils zwei Männer und eine Frau von mehreren Volksgruppen für einige Jahren auf eine einsame Insel. In die Untersuchung mit eingeschlossen werden Franzosen, Engländer und Russen. Man bringt also zwei französische Männer und eine französische Frau zu einer einsamen Insel und setzt sie dort aus. Das gleiche geschieht mit den beiden anderen Volksgruppen. Nach fünf Jahren kehrt man zu den Inseln zurück, um zu sehen, wie sich das Leben entwickelt hat. Auf der französischen Insel findet man ein schönes Haus vor. Alle drei wohnen in diesem Haus. Der eine Mann hat die Frau geheiratet, der andere ist der Liebhaber, und das Leben funktioniert großartig. Auf der englischen Insel befinden sich drei kleine Häuser, die weit verstreut sind. Die drei Inselbewohner haben praktisch keinen Kontakt miteinander, weil die Anthropologen zu Beginn des Experiments versäumt hatten, die drei einander vorzustellen. Auf der russischen Insel finden die Forscher ein Blockhaus vor. Die beiden Männer sitzen davor, trinken Tee und diskutieren. Die Forscher erkundigen sich nach der Frau. „Frau?", sagt der eine etwas erstaunt. „Unsere Leute arbeiten! Auf dem Feld."

Eine osteuropäische Kollegin konnte über diesen Witz nicht lachen, sondern kommentierte: „Das ist kein Witz."

☞ Unterdessen wurde mir vor kurzem berichtet, dass zu diesem Feldforschungsexperiment eine Folgestudie stattgefunden hat. Diesmal wurden auch Italiener, Deutsche, Griechen und Iren mit einbezogen. Auf der italienischen Insel fand man nach fünf Jahren nur noch einen Mann vor. Er hatte die beiden anderen in einer Eifersuchtsszene erschossen. Auf der griechischen Insel hatten die beiden Männer eine Beziehung, und die Frau kam ab und zu zum Putzen und Kochen. Die Iren hatten die Insel in eine Nord- und eine Südhälfte geteilt und besaßen eine Schnapsbrennerei. Das Wort Sex war verschwunden, da nach den ersten Litern Schnaps alles in einem leichten Nebel verschwamm. Eines blieb jedoch immer klar: Den Engländern auf der Nachbarinsel gab man nichts vom Schnaps. Die deutschen Männer hatten in einem detaillierten Wochenplan alles geregelt – auch, wem wann und wie die Frau zur Verfügung stand.

Interessant finde ich, dass es immer wieder Witze gibt, die relevante ökonomisch-gesellschaftliche Probleme widerspiegeln.

☞ Was ist der Unterschied zwischen einem französischen, einem englischen und einem deutschen Rentner?

Der englische Rentner geht morgens zur Rennbahn und mittags in seinen Pub. Der französische Rentner geht morgens in sein Bistro und mittags zu seiner

Freundin. Der deutsche Rentner nimmt morgens seine Herzmedikamente und geht mittags arbeiten.

Dieser Rentner-Witz ist schon recht betagt. Ich schätze, ich habe ihn vor mindestens 20 Jahren zum ersten Male gehört. Der folgende Witz ist dagegen offensichtlich noch nicht so alt.

☞ Ein Deutscher, ein Amerikaner und ein Franzose streiten sich, in welchem Lande die attraktivsten Frauen beheimatet sind.

Der Franzose sagt: „Wenn ich morgens meinem Chérie Adieu sage, dann nehme ich mon Chérie immer von hinten in die Arme. Und wenn ich mein Chérie von hinten in die Arme nehme, dann berühren sich meine Hände nicht. Das ist aber nicht, weil wir Franzosen so kurze Arme haben. Non, non! Das ist, weil unsere Frauen so attraktiv sind."

Der Amerikaner kontert: „Wenn ich morgens zur Arbeit gehe und meinem Darling goodbye sage, dann reitet my Darling meist auf ihrem Reitpferd. Und wenn mein Darling auf dem Reitpferd reitet, dann berühren ihre Fußsohlen die Erde. Das ist aber nicht, weil wir Amerikaner so kleine Pferde haben. No, das ist, weil unsere Frauen so attraktiv sind."

Der Deutsche sagt: „Wenn ich morgens meinem Liebling Tschüss sage, dann tätschel ich meist den Po von meinem Liebling. Und wenn ich den Po tätschel, dann wackelt der Po etwas. Und wenn ich nach Hause komme, wackelt der Po immer noch. Das ist aber nicht, weil unsere Frauen so dick sind. Nein, nein, das ist, weil unsere Arbeitszeiten so kurz sind."

Diesen Witz hörte ich zum ersten Mal Ende '92, Anfang '93, als die ökonomischen Probleme der deutschen Einheit und die neue Konkurrenz von Billiglohnländern zunehmend ins Bewusstsein rückten.

Der folgende Witz spiegelt ebenfalls nicht nur einige nationale Eigenheiten und Vorurteile wider, sondern auch Aspekte europäischer Wirtschaftsrealitäten Ende der 90er Jahre:

☞ Bei Petrus geht die Himmelstür kaputt (so was passiert selbst im Himmel). Petrus macht eine öffentliche Ausschreibung: Wer repariert am günstigsten und besten die Himmelstür?

Drei Firmen bewerben sich, eine aus Deutschland, eine aus Polen und eine aus Italien. Das deutsche Angebot beläuft sich auf 30 000 DM, das polnische auf 5000 DM und die italienische Firma veranschlagt 25 000 DM. Die drei Angebote klaffen zu weit auseinander, um einfach das billigste zu nehmen. Petrus bestellt die drei Firmenchefs ein, um sich die Kostenvoranschläge etwas genauer erläutern zu lassen.

Zuerst bittet er den deutschen Firmenchef zu sich und eröffnet ihm: „Sie! Ich habe verschiedene Angebote. Sie sind ja deutlich der Teuerste. Wie erklären Sie sich das?" Der deutsche Unternehmer antwortet: „Das ist die deutsche Wertarbeit. Die hohe deutsche Qualität und Präzision hat ihren Preis. Außerdem haben wir dazu auch noch unsere hohen Lohnnebenkosten und zahlen höhere Kirchensteuern als die Konkurrenz. Bei der Himmelstür möchte ich auch nur allerbestes Material nehmen, und Holz in bester Qualität hat eben seinen Preis. Zudem ist der Transport in den Himmel hoch auch nicht gerade trivial. Also, über den Daumen gepeilt kann man sagen: 10 000 für das Material, 10 000 für den Transport und 10 000 für die Arbeit."

Für Petrus hört sich das recht plausibel an, und er bittet den polnischen Handwerksmeister zu sich: „Sie! Ich habe verschiedene Angebote. Sie sind schon deutlich der Günstigste. Aber ich zögere da etwas…?"

Der polnische Unternehmer antwortet: „Also bezüglich der Qualität brauchen Sie sich überhaupt keine Gedanken zu machen. Oben im Nordosten von Polen haben wir riesige Wälder mit bestem Holz. Das Holz – es ist nicht so richtig gestohlen, aber ich bekomme es sehr günstig. Im übrigen fährt es mein Schwager am Wochenende heimlich mit seinem Firmenlastwagen hoch. Und den Rest – den Rest schaffen wir für 5000 Mark."

Zum Abschluss bittet Petrus nun den italienischen Boss zu sich. „Sie, ich habe verschiedene Angebote! Sie sind nicht der Teuerste, aber ich habe auch ein deutlich besseres Angebot. Wie haben Sie denn kalkuliert?"

Der italienische Boss neigt seinen Kopf zu Petrus und flüstert: „10 000 für dich und 10 000 für mich. Und ich habe einen Polen an der Hand, der macht es uns für 5000."

Es wird sicher spannend sein zu verfolgen, wie sich der komplexe europäische und internationale Wandel mit seinen vielfältigen Multikulti-Aspekten in neuen Witzen niederschlagen wird.

Anlass für transkulturelle Betrachtungen war auch die Affäre von Bill Clinton mit Monica Lewinsky: Der SPD-Politiker Karsten Voigt äußerte sich zu Beginn der ganzen Affäre in einer Talkshow in etwa wie folgt: In Frankreich muss man als Politiker eine Affäre haben, in Amerika darf man als Politiker keine Affäre haben, und in Deutschland ist es Gott sei Dank noch freiwillig.

Der Witz mit Petrus und der kaputten Himmelstür erinnert mich an einen anderen kulturvergleichenden Witz, den mir mein polnischer Freund und Kollege Piotr Dworczyk in einer speziellen Situation erzählte.

27

Wir waren auf einer Kajak-Tour im Anschluss an unsere jährliche Seminarwoche im polnischen Kloster Wigry. Als Begleitwagen hatte ich unseren betagten Opel Kadett mit 230000 km zur Verfügung gestellt. Piotr Dworczyk kam vom Einkaufen zurück, und ich sah sofort, dass mein Auto keinen Tankdeckel mehr hatte. Piotr war zum einen erst einmal erschrocken, und dann war es ihm natürlich auch sehr peinlich. Wir steckten einen Lappen als provisorischen Verschluss in die Öffnung, und Piotr fuhr los, um den Tankdeckel zu suchen bzw. Ersatz zu besorgen. Er kam mit einem so einigermaßen passenden Tankdeckel von einem Ford zurück. Zur Versöhnung erzählte er mir folgenden Witz:

☞ Jeder Neuankömmling im Himmel muss bei Petrus eine Aufnahmeprüfung bestehen. Als erstes kommt ein Franzose an die Himmelstür. Petrus gibt ihm zwei große, perfekt aussehende Edelstahlkugeln. Der Franzose baut ein Mobile, in der die beiden Stahlkugeln beinahe schwerelos miteinbezogen sind. Petrus kommentiert: „Das ist französische Eleganz! Du bist in den Himmel aufgenommen." Als nächstes kommt ein Deutscher. Auch er bekommt die beiden Stahlkugeln. Der Deutsche stellt eine Stahlkugel auf den Tisch und setzt die andere oben drauf. Die zwei.te Kugel bleibt auf der ersten stehen. Petrus kommentiert erstaunt: „Das ist deutsche Präzision!" Als nächstes begehrt ein Pole Einlass. Auch ihm gibt Petrus die beiden Kugeln. Der Pole macht eine Kugel kaputt und verliert die andere ...

Wer mir in so einer Situation diesen Witz erzählen kann, der kann von mir aus gerne Tankdeckel verlieren. Mein alter Kadett hat es immerhin noch auf 294 000 Kilometer gebracht, und der neue Tankdeckel hat mir immer mal wieder ein Lächeln entlockt.[5]

Ausnahmen

Die lösungsorientierte Therapie von Steve de Shazer fragt Klienten regelmäßig nach Ausnahmen, bei denen das Problem nicht auftrat. Es erscheint oft leichter, Klienten daran zu erinnern, dass sie in bestimmten Kontexten bereits in der Lage waren, das Problem zu kontrollieren, die Symptomatik nicht zu haben usw., anstatt ein alternatives Verhalten über Verhaltenstraining oder hypnotische Suggestion neu zu erarbeiten.

Dass diese Frage nach der Ausnahme manchmal überraschende Ergebnisse und verblüffende Resultate erbringt, belegt die folgende Geschichte.

☞ Ein Patient schildert eine Katastrophe nach der anderen. Sein Leben ist anscheinend eine Aneinanderreihung von Negativerlebnissen. Der Therapeut versucht immer wieder, seine lösungsorientierte Einstellung zur Geltung zu bringen. Er fragt schließlich, ob es nicht wenigstens eine einzige Ausnahme in den letzten Jahren gegeben habe. Der Patient verneint. Der Therapeut lässt nicht locker: „Überlegen Sie noch einmal! Es muss doch irgend etwas Positives in ihrem Leben gegeben haben!?" Der Patient verneint zuerst. Doch dann stutzt er und sagt: „Ach ja. Doch. Im März. Mein Aids-Test."

Begabtenförderung vs. Integration von Lernbehinderten

Eine alte Diskussion unter Pädagogen dreht sich um die Frage, ob über- oder unterdurchschnittlich begabte Kinder separat unterrichtet und gefördert werden oder besser im Klassenverband mit den altersgemäß entwickelten Kindern unterrichtet werden sollen. Die nächste Geschichte beleuchtet diese Frage auf eigene Weise.

☞ Der Sohn kommt von der Schule nach Hause. Er erzählt vom Schultag und berichtet seiner Mutter:

„Maammmaaa?! Heute haben wir Buchstaben gelernt. Maamaa! Ich kann schon viel meeehr Buchstaben als die anderen Kinder. Die anderen Kinder
können nur das d und das b und das a und das e. Ich
kann aber schon das w und das q. Maammaa? Warum
kann ich schon sooo viel mehr als die anderen Kinder?"

Die Mutter: „Das ist, weil du ein Österreicher bist."

Der Junge: „Echt, Maammaa? Weil ich ein Österreicher bin?"

Die Mutter: „Ja, mein Junge, weil du ein Österreicher bist."

Einige Tage später kommt der Junge wieder von der
Schule nach Hause und beginnt zu erzählen.

„Maamaa! Heute haben wir gerechnet. Die anderen
Kindern können nur eins und eins ist zwei. Zwei und
drei ist fünf. Nur ganz einfache Sachen. Ich kann aber
schon acht und sieben ist 15. Neun und drei ist zwölf.
Maammaa? Warum kann ich besser rechnen wie die
anderen Kinder?"

„Ja, das ist, weil du Österreicher bist." – „Echt
Maama, weil ich ein Österreicher bin?" – „Ja, weil du
ein Österreicher bist."

Einen Tag später kommt es nach der Schule wieder
zum Gespräch zwischen Mutter und Sohn.

„Maamaa? Heute hatten wir Spoort. Und nach dem
Spoort durften wir duschen. Duu, Maamaa? Beim Du-

schen ... die anderen Buben haben nur so ganz kleine Pimmel. Und ich, ich habe einen ganz großen Pimmel. Maammaa? Ist das, weil ich ein Österreicher bin?"

„Nein, mein Junge", sagt die Mutter, „das ist, weil du schon 14 bist."[6]

☞ Übrigens: Wie bezeichnet man einen Italiener, bei dem ein Arm kürzer ist? Sprachbehindert.

Berufsethik

Es gibt KollegInnen, die behaupten, jeder Psychotherapeut spezialisiere sich in dem Bereich, in dem er eigentlich selbst Probleme hat oder zumindest früher hatte. Therapeuten mit dem Spezialgebiet Schizophrenie haben demgemäß mit einer gewissen Wahrscheinlichkeit schizophrene Angehörige, Spezialisten für Orgasmustraining hatten möglicherweise selbst einmal Probleme loszulassen, und Paartherapeuten haben durch eigene Eheprobleme die Möglichkeit, sich in ihre Klientenpaare besser einzufühlen. Berufspolitische Verbände und Gesellschaften haben in ihren Satzungen Ethikrichtlinien und Kommissionen, die über Recht und Anstand wachen und richten. Es wurde noch nie genau untersucht, was die persönlichen Motive sind, sich in diesen Kommissionen zu engagieren.

Ich bin mir nicht sicher, ob der Spruch „Die aller-schlimmsten Kritiker der Elche waren früher selber welche" wenigstens einen ersten Hinweis gibt.

Vielleicht liefern die folgenden Geschichten neue Anhaltspunkte:

☞ Ein Sohn fragt seinen Vater: „Du Papa? Was ist das eigentlich: Berufsethik?"

„Berufsethik", antwortet der Vater nachdenklich. „Das ist eine schwere Frage! Wie soll ich dir jetzt das erklären? Nehmen wir mal an … Nehmen wir ein-fach mal an, es kommt ein Kunde in unser Geschäft. Der Kunde kauft etwas für 10 Mark und legt mir einen Hundertmarkschein hin. Aus seinem ganzen Verhalten merke ich, dass er nicht damit rechnet, etwas zurückzubekommen. Er ist offensichtlich der Meinung, mir nur 10 Mark gegeben zu haben. Hier beginnt jetzt die Berufsethik! Teilen wir die 90 Mark mit unserem Geschäftspartner, oder behalten wir al-les für uns."[7]

Die nächste Geschichte zeigt eine andere Facette dieses Themas auf.

☞ Ein Geschäftsmann ist auf Reisen. Er führt eine sehr große Summe Bargeld mit sich. Im Hotel erreicht ihn ein Telegramm. Ein Trauerfall in der Familie macht seine sofortige Heimkehr notwendig. Die Banken haben geschlossen, und er macht sich große Sorgen, im Schlafwagen diese riesige Summe an Bargeld bei sich zu tragen. Er kennt jedoch niemanden in dieser Stadt, dem er das Geld anvertrauen würde. Bis zur Abfahrt des Schlafwagenzuges sind es noch zwei Stunden, und er läuft etwas unruhig in der Kleinstadt auf und ab. Im Rathaus brennt noch Licht, und die Tür ist auch noch offen. Er betritt das Rathaus und befindet sich nach einem zögerlichen Klopfen in einer Stadtratssitzung. Er schildert seine Situation und weist darauf hin, dass das Geschäftsvorhaben in diesem Volumen eine gewisse wirtschaftliche Bedeutung für die Stadtentwicklung habe. Der Bürgermeister erklärt sich spontan bereit, die Geldtasche im Stadttresor zu deponieren, so dass der Geschäftsmann sie einige Tage später wieder sicher in Empfang nehmen kann. Erleichtert fährt der Mann nach Hause und regelt, was dort zu regeln ist. Genau acht Tage später zu etwa derselben Stunde trifft der Mann wieder in der Stadt ein, das Rathaus ist wieder beleuchtet. Der Stadtrat hat seine wöchentliche Sitzung. Der Mann klopft, grüßt und bittet den Bürgermeister um sein Geld. Der Bürgermeister schaut ihn verwundert an und sagt: „Geld? Was für Geld? Wer sind Sie überhaupt?" Dem Geschäftsmann schwinden schier die Sinne. Eine Quittung hat er sich nicht geben lassen. Beim Bürgermeister und dem ganzen Stadtrat als Zeugen hätte er dies als absurd empfunden. Der Bürgermeister wendet sich schließlich an seinen Stadtrat und fragt: „Kennt irgendjemand diesen Mann? Hat ihn irgendjemand schon mal gesehen? Weiß jemand, wovon der Mann spricht?" Alle Stadträte beteuern, den Mann noch nie gesehen zu haben.

Benommen steigt der Mann die Treppen hinunter. Kurz bevor er jedoch die Ratshaustür erreicht, kommt der Bürgermeister hinter ihm her, drückt ihm die Tasche mit seinem ganzen Geld in die Hand und flüstert: „Ich wollte Ihnen nur einmal zeigen, mit was für Leuten im Stadtrat ich hier arbeiten muss."

Berufsstandspolitik und das Image von Psychotherapeuten

Viele Berufsgruppen schließen sich – ähnlich den früheren Handwerkerzünften – zusammen und machen eine berufsständische Politik und Interessenvertretung. Die Berufsgruppen sind dabei unterschiedlich erfolgreich. Ärzte zum Beispiel hatten und haben in der Öffentlichkeit über Jahrzehnte ein hohes Ansehen. Manchmal scheint es so, dass die ärztliche Standesvertretung immer mal wieder hart daran arbeitet, diese hohe Reputation etwas zu verringern. Das ist auch fair, da andere Berufsgruppen wie die Psychologen von Natur aus so nett sind, dass sie zu einer aggressiven Berufsstandspolitik gar nicht in der Lage sind. Franz Josef Strauß soll einmal gesagt haben: Es gibt Leute, die vertreten ihre Argumente wie anderer Leute ihre Füße.

Welche Folgen eine mangelhafte Berufsstandsarbeit und Imagepflege haben kann, zeigt die folgende Geschichte.

☞ Ein neues Schuljahr beginnt. Die 7. Klasse bekommt einen neuen Lehrer. In der ersten Stunde macht der Lehrer mehrere Runden, an der sich alle Schülerinnen und Schüler beteiligen können. In der ersten Runde stellen sich alle SchülerInnen mit ihrem Namen vor. Nach den Namen der Eltern werden schließlich die Berufe der Väter und Mütter erfragt. Der 13-jährige Wilfried druckst bezüglich des Berufs seines Vaters ziemlich herum und sagt schließlich mit gesenktem Haupt: „Er spielt Piano im Bordell."

Der Lehrer schaut ungläubig und hakt nochmals nach. Wilfried bleibt dabei. Als die Schüler auf dem Nachhauseweg sind, ruft der Lehrer bei Wilfrieds Vater an und möchte sich vergewissern. Der Vater ist am Telefon sehr erregt und meint nur: „Der wird aber gleich was erleben!" Danach legt der Vater auf. Wilfried kommt nach Hause. Der Vater spricht ihn sofort an: „Ich glaube, du bist nicht mehr ganz bei Trost! Was fällt dir denn ein, in der Schule zu behaupten, dein Vater spiele im Bordell Klavier?! Was hast du dir denn dabei gedacht?"

Der Sohn schaut seinem Vater in die Augen und sagt: „Du wirst doch nicht im Ernst glauben, dass ich in der Schule zugebe, dass du Psychologe bist."

Die folgende Geschichte wirft ein bezeichnendes Licht auf die berufsständische Lage der Psychotherapeuten im Jahr 2000 in einer Situation, in der die Kassen für eine Psychotherapiesitzung oft nur noch ein Honorar bezahlen, das zuletzt vor 20 bis 30 Jahren gezahlt wurde.

☞ Ein kleines Mädchen ist auf dem Nachhauseweg von der Schule. Da hält ein Mann im Auto neben ihr, dreht die Scheibe runter und sagt: „Ich geb dir etwas Süßes, wenn du zu mir ins Auto steigst." Das Mädchen sagt: „Nein, ich steige nicht zu dir in das Auto."

Am nächsten Tag hält der Mann im Auto wieder neben dem Mädchen, dreht die Scheibe runter und sagt: „Ich geb dir zwei Süßigkeiten, wenn du zu mir ins Auto steigst." Das Mädchen sagt wieder: „Nein, ich steige nicht zu dir in das Auto."

Auch am dritten Tag hält der Mann im Auto wieder neben dem Mädchen, dreht die Scheibe runter und sagt: „Ich geb dir 'ne ganze Riesentüte Haribo und eine Ritter Sport, wenn du zu mir ins Auto steigst." Das Mädchen sagt wieder: „Nein, ich steige nicht zu dir in das Auto. Und lass deine verhaltenstherapeutischen Belohnungstricks, Papa! Du hast keine Chance. Ich habe gleich gesagt, dass ich nicht mehr mit dir fahre, wenn du so einen Lada kaufst."

Bewusstheit durch Bewegung

Bewusstheit durch Bewegung ist ein Konzept des Feldenkrais-Ansatzes. Dieser Ansatz ist für die Rehabilitation, für das Erhalten und Wiedergewinnen von körperlichen Fähigkeiten von Bedeutung. Sein Begründer, Moshe Feldenkrais, hat die Technik *Bewusstheit durch Bewegung* für die Arbeit mit Gruppen entwickelt.

Bewusstheit durch Bewegung beinhaltet z.B. Hinweise zur sensorischen Aufmerksamkeitsfokussierung, spielerisches Erforschen der körpereigenen Bewegungsmöglichkeiten und Experimente zur körperorientierten Vorstellung und Visualisierung. Dabei sind die Bewegungen nicht Ziel, sondern nur Mittel, die in den Strukturen enthaltenen Fähigkeiten anzusprechen. Die Bewegungen dienen sozusagen der „somatopsychischen Exploration".

Das komplexe Wechselspiel zwischen Bewusstheit und Bewegungen beleuchtet ein Ereignis aus der Welt des Catchens.[8]

☞ John ist Weltmeister im Schwergewicht: Profi-Catchen. John ist eine Legende – so wie Beckenbauer im Fußball oder Michael *Air* Jordan im Basketball. John ist 35 und seit 15 Jahren ungeschlagen. Mit 22 wurde er bereits Weltmeister. Man nennt ihn „Der Unbesiegbare".

George ist sein Coach und Entdecker und war früher selbst ein bekannter Catcher. George redet bereits seit zwei Jahren ständig auf John ein, dieser solle seine Karriere beenden: „Du bist ungeschlagen! Du bist eine Legende! Sei nicht dumm! Irgendwann kommt einer dieser jungen Typen, die Massen von Pillen und unerlaubte Mittel schlucken und spritzen. Das sind Kampfmaschinen und keine Catcher. Irgendwann wird dich einer im Titelkampf schlagen und dein Nimbus des Ungeschlagenen und Unbesiegbaren ist dahin. Hör auf mich und vor allem auf! Wir machen zusammen ein Trainingslager und sammeln die jungen Talente um uns. Du mit deinem Ruf und ich mit meiner Trainingserfahrung – das wäre eine ideale Kombination. Und später kannst du den Laden alleine übernehmen und bist für immer auf der sicheren Seite."

Zur selben Zeit beginnt in Japan ein neuer Catcher seine Karriere. Ihm gilt momentan die Aufmerksamkeit der Medien und der Fachwelt. Sein Spitzname ist „Bretzel", weil er seine Gegner mit speziellen Techniken und brachialer Gewalt mehr oder minder verknotet. Bretzel fordert John um den Weltmeistergürtel.

George warnt John: „Lass die Finger von dem Mann! Ich habe Videos gesehen. Das ist kein Catcher, das ist ein Tier. Es gibt Gerüchte bezüglich zweier Querschnittslähmungen bei Sparringskämpfen. Du riskierst hier nicht nur deinen Nimbus des Ungeschlagenen, sondern ganz im Ernst auch deine Gesundheit."

Doch John erklärt dies zur Sache der Ehre: „Ich habe noch nie gekniffen, und ich werde auch hier nicht kneifen. Bretzel werde ich noch schlagen und dann zurücktreten."

Kaum ist der Kampf angekündigt, ist der Madison Square Garden mit 50 000 Plätzen ausverkauft. Pay-TV überträgt live.

John hatte so hart trainiert wie noch nie in den letzten acht Jahren. Er ist in einer Super-Form. Spezial-Trainer haben ihm neue zusätzliche Techniken und Tricks beigebracht.

Der Gong ertönt zur ersten Runde.

Bretzel stürzt sich – wie bereits George auf dem Video sah – völlig unbeherrscht auf John. Diesem gelingt es mit all seiner weltmeisterlichen Routine und Erfahrung, sich Bretzel vom Leib zu halten. Er hat allerdings kaum eine Möglichkeit, einmal zu einem Gegenangriff überzugehen. Kurz vor Ende der ersten Runde jedoch geschieht es: Eine winzige Unachtsamkeit von John, und Bretzel beginnt bersekerhaft mit seinen gefürchteten Verknotungstechniken. Bereits Sekunden später ist John in einer aussichtslosen Situation.

George ist erschüttert. Der Kampf ist verloren in der ersten Runde. Als alter Fachmann weiß er: Aus dieser Lage gibt es kein Entrinnen. Einerseits ärgert es George, dass John nicht auf ihn gehört hat und jetzt der Nimbus des Unbesiegten verloren ist, und zum anderen hat er ernsthaft Angst um Johns Gesundheit. George wendet sich mit Grausen. Er kann nicht mehr hinsehen. Doch kaum abgewendet, hört George einen Schmerzschrei, wie er noch nie im Leben einen Schrei gehört hat. Bruchteile von Sekunden später braust ein Jubel und Beifallssturm durch den Madison Square Garden, und Dutzende von Leuten klopfen George begeistert auf Rücken und Schultern. Er versucht einen Blick auf den Ring zu bekommen und sieht, wie John Bretzel geschultert hat und im Haltegriff auf dem Rükken hat. Der Schiedsrichter beendet den Kampf und erklärt John zum alten und neuen Weltmeister.

George kämpft sich zu John durch: „John? Wie hast du das gemacht? Das gibt es doch gar nicht!? Ich bin über 40 Jahre im Geschäft. Schon aus dem Griff von Bretzel rauszukommen war unmöglich – aber ihn im Anschluss schultern? Das gibt es doch nicht! Wie hast du das gemacht?

John selbst wirkt ratlos: „Ich kann dir noch nicht viel dazu sagen. Wir müssen uns mal sorgfältig die Zeitlupe anschauen. Ich weiß nur, dass ich völlig den Überblick verloren hatte. Ich wusste wirklich nicht mehr, wo unten und oben ist. Und ich hatte schreckliche Schmerzen überall im Körper. Ich dachte, ich sterbe. Und dann sah ich diesen Hodensack vor mir hängen, und ich hatte keine andere Chance. Ich habe einfach voll reingebissen. Und George – du glaubst nicht, wozu du in der Lage bist, wenn du dir selbst in die Eier beißt!"[9]

Blindenschrift

Die Blindenschrift wurde von dem französischen Arzt Louis Braille erfunden. Sie bedeutete einen großen Fortschritt für blinde Menschen, wie die folgenden kurzen Witze zeigen.

☞ Warum mögen Blinde Mohnbrötchen besonders gerne?

Da stehen immer so schöne Geschichten drauf.

☞ Warum kaufen Blinde meistens zwei Mohn-brötchen?

Weil sie wissen wollen, wie es weitergeht.

☞ Warum mögen manche Blinde lieber Sesam-brötchen?

Weil da die Schrift größer ist.

☞ Ein Blinder hält eine Käsereibe in den Händen. Atemlos murmelt er: „Das ist das Härteste, was ich je gelesen habe!"

Die besonderen Probleme Blinder, sich zu orientieren, zeigt das folgende Geschehnis:

☞ Im Kaufhaus geht ein Blinder mit seinem Hund. Plötzlich packt der Blinde den Hund am Schwanz und wirbelt ihn immer wieder kreisförmig durch die Luft. Der Geschäftsführer eilt herbei, stoppt den Blinden und meint: „Was machen Sie denn mit dem armen Hund?!"

Der Blinde: „Man wird sich wohl noch umgucken dürfen."

Welche ungeahnten Probleme ehrliches „Outen" mit sich bringen kann, zeigt die folgende Geschichte:

☞ Das Paar ist ein Jahr verheiratet. Das Jubiläum wird gefeiert. Sie stockt und stottert etwas: „Ich möchte ehrlich sein. Bisher habe ich nie darüber geredet. Aber ich bin völlig farbenblind."

Er antwortet: „Wenn du ehrlich bist, will ich auch ehrlich sein: Ich komme nicht aus Mombach. Ich komme aus Mombasa."[10]

Delegation, entgleisende

Der Heidelberger Professor Helm Stierlin brachte das Konzept der Delegation in die Familientherapie ein. Ein Kind kann dabei von einem Elternteil delegiert werden, ein bestimmtes Leben oder eine bestimmte Laufbahn zu ergreifen. Beispiele dafür wären, ein berühmter Tennisspieler oder Künstler zu werden. Wenn das Talent des Kindes reicht, kann ein Kind dabei Sinn und Erfüllung finden und wirklich eine große Karriere machen. Wenn das Talent dazu aber nicht reicht und die elterlichen Erwartungen nicht erfüllbar sind, kann so eine Delegation auch entgleisen.

Die nachfolgende Geschichte zeigt dazu Aspekte auf:

☞ Elfriede Mayer wollte von klein auf Schauspielerin werden. Ihre Eltern verhinderten dies jedoch. Sie verweigerte im Gegenzug das von den Eltern erwünschte Studium, heiratete und bekam einen Sohn. Von klein auf war es Mutter Elfriedes Traum, dass ihr kleiner Sohn Karl einmal die Schauspielerkarriere macht, von der sie so sehr geträumt hat. Karl musste schon in zarten Kindergartenjahren in einer Theatergruppe mitspielen. Er ging später auf eine private Schauspielschule in New York, die die Eltern bezahlten.

Nach einem Jahr kam der große Tag. Der Sohn verständigte seine Eltern, dass er seine erste Rolle in einem Broadway-Theater habe. Das Thema sei der Vietnam-Krieg. Die Eltern buchen sofort Flüge nach New York. Sie fahren direkt vom Flughafen ins Theater und sitzen in gespannter Erwartung auf ihren Plätzen. Der erste Akt beginnt und endet, ohne dass ihr Sohn zu sehen war. Der Vater beruhigt die Mutter, die sich sorgt, dass Karl vielleicht kurzfristig erkrankt sein könnte und es ihm möglicherweise gar nicht gut gehe. Der zweite Akt beginnt. Aber auch dieser endet, ohne dass von Karl etwas zu sehen ist. Der dritte Akt beginnt, und endlich, ganz am Ende des dritten und letzten Aktes, hat Karl seinen Auftritt. Die Eltern warten atemlos, was er sagt. Er steht aber einfach nur da, stumm auf Wache, und rührt sich nicht, einfach ein anonymer Soldat auf Wache. Der Vater ist verletzt und sprachlos über diese Rolle. Der Vorhang beginnt, sich zu schließen. Die Mutter hält es nicht mehr auf ihrem Sitz. Sie schreit auf die Bühne: „Karl! Sag etwas! Oder schieß wenigstens einmal!"

Ob es sich bei folgender Geschichte ebenfalls um eine entgleisende Delegation handeln könnte, überlassen wir der Interpretationskraft der Leser:

☞ Die Mutter geht ins Zimmer und sagt: „Heute ist der erste Schultag! Aufstehen!" Der Sohn rollt sich ein und zieht die Decke über den Kopf. Die Mutter versucht ihm die Decke wegzuziehen und wiederholt: „Aufstehen! Erster Schultag!" Der Sohn weigert sich und sagt schließlich weinend: „Ich gehe nicht mehr! Niemand liebt mich. Die Schüler mögen mich nicht. Die Lehrer mögen mich nicht. Ich gehe nie mehr zur Schule!"

Die Mutter sagt schließlich energisch: „Nichts da! Es wird jetzt aufgestanden! Es führt kein Weg dran vorbei: Du musst gehen. Du bist schließlich der Direktor."

Deutero-Lernen oder Lernen zu lernen

Man kann lernen und man kann auch lernen, wie man lernt. Lernen ist Lernen erster Ordnung, und lernen zu lernen nennt man Lernen zweiter Ordnung. Dieses Lernen zweiter Ordnung nannte Gregory Bateson Deutero-Lernen. Der Sufi-Gelehrte Idries Shah hat zum gleichen Thema ein interessantes Buch mit dem Titel *Learning how to learn* geschrieben.[11]

Die folgende Geschichte illustriert dieses Konzept in origineller Weise.

☞ Ein Mann kommt zum Rabbi mit der Frage: „Rabbi, was ist das eigentlich: eine Alternative?"

Der Rabbi schaut nachdenklich und studiert das Gesicht des Fragenden sorgfältig. Schließlich beginnt er zu antworten.

„Eine Alternative? Das ist keine einfache Frage! Am besten, ich gebe dir ein Beispiel. Nehmen wir einmal an … Nehmen wir einfach an, du hast eine Henne. So eine Henne kannst du natürlich schlachten, und dann hast du eine schöne Hühnerbrühe oder auch einen Braten. Du kannst natürlich auch andererseits einfach warten, bis das Huhn ein Ei legt, und dann hast du ein Huhn und ein Ei."

„Aha, das ist also eine Alternative", sagt der Frager.

„Moment, Moment! Die Geschichte ist noch nicht zu Ende. Nehmen wir einfach mal an, du hast dich für das Huhn und das Ei entschieden. Dann hast du also ein frisches Ei. Da gibt es dann zwei Möglichkeiten: Du kannst das Ei essen, und dann hast du ein schönes Frühstücksei oder auch ein Spiegelei. Oder du kannst die Henne das Ei ausbrüten lassen, und du hast eine Henne und ein Küken und irgendwann dann zwei Hühner."

„Ah ja. Das ist also die Alter…?"

Der Rabbi unterbricht: „Moment, Moment! Die Geschichte ist noch nicht zu Ende. Nehmen wir einfach mal an ... Nehmen wir doch einfach mal an, du entscheidest dich für das Brüten. Dann hast du irgendwann zwei Hühner, und du entscheidest dich wieder fürs Legen und wieder fürs Legen. Dann hast du bald acht Hühner und irgendwann 20 und 40 und schließlich mehr als 100 Hühner. Wenn man erstmal über 100 Hühner hat, dann kann man es sich überlegen, ob man eine Hühnerfarm einrichten will. Da hat man dann zwei Möglichkeiten: Einerseits kann man die Farm in der Nähe des Wohnhauses einrichten. Man ist dabei, und man hat immer die frischen Eier, und man hat auch alles ständig im Blick. Allerdings sollte man die Geruchsbelästigung nicht außer acht lassen. Die andere Möglichkeit ist, die Hühnerfarm in ein nahes Flusstal zu verlegen. Das hat den Vorteil, dass die Hühner immer frisches Wasser und immer frisches Gras haben. Allerdings ist man nicht ständig präsent. Die Gefahr ist: Man kommt eines Morgens, und ein Marder oder ein Fuchs war da, und alle Hühner sind tot."

„Ah. Das ist also jetzt die ... "

„Moment, Moment! Die Geschichte ist doch noch nicht zu Ende. Angenommen, einfach einmal angenommen, du entscheidest dich fürs Flusstal. Die Hühner haben einfach ideale Bedingungen. Die Farm wird immer größer: zweihundert Hühner, fünfhundert Hühner und schließlich mehr als 1000 Hühner. Freilaufend auf idealem Gelände. Das Geschäft blüht. Die größte Hühnerfarm in der ganzen Region. Und – es beginnt zu regnen. Ungewöhnlich in dieser Region, aber es regnet und regnet und regnet. Und der Flusspegel steigt und steigt und steigt. Der Fluss überflutet schließlich das ganze Gelände und – alle Hühner tot."

Der Rabbi senkt etwas den Kopf und schweigt.

Der Frager zögert etwas und fragt: „Ja? Und was ist jetzt die Alternative?"

Der Rabbi hebt den Kopf und sagt: „Enten, mein Lieber. Enten!"

Dogmatismus

Nach dem Zweiten Weltkrieg versuchten Wissenschaftler, das Phänomen Faschismus zu verstehen. Theodor Adorno u.a. postulierten einen autoritären Charakter als Grundlage für einen potenziellen Faschisten oder dem eines „Ethnozentrikers", wie dieser Persönlichkeitstyp auch genannt wurde. Später entwickelten Wissenschaftler dieses Konzept weiter und brachten das Konzept „Dogmatismus" ins Spiel. Während der autoritäre Charakter eher inhaltlich definiert war, schaute man beim Konzept Dogmatismus unabhängig vom Inhalt eher auf die formale Rigidität des Glaubenssystems. Dies trägt dem Umstand Rechnung, dass man sowohl als Katholik, als Moslem, als Psychoanalytiker wie als Politiker entweder ein dogmatischer Fundamentalist oder ein weltoffener Anhänger der jeweiligen Richtung sein kann.

Um diese fundamentalistischen Glaubenshaltungen mit oft zerstörerischen Folgen aufzulösen, hoffen einige auf die Evolutionsgeschichte. Dies hat ein Schweizer Kabarettist schon in den 50er Jahren formuliert: „Wenn ich an die Zukunft der Menschheit denke – dann kann ich nur sagen: nur Mut, nur Mut, nur Mut … Nur Mut-ation kann uns da noch weiterhelfen."

Andere setzen auf das Leben nach dem Tode und hoffen auf die Auflösung aller Unterschiede im ewigen Leben. Dass dies eine Illusion sein könnte, das zeigt eine himmlische Episode.

☞ Ein Mann kommt an die Himmelstür. Er wirft einen erstaunten Blick in den Himmel. Ein verwunderliches Bild bietet sich dar: Viele Wolken mit ganz verschiedenen Gotteshäusern. Sein Blick fällt zuerst auf ein großes schlichtes Kirchengebäude mit einem einfachen Holzkreuz auf dem schlichten Tor. „Was ist das?", fragt er Petrus. Petrus antwortet, dass dies der Himmel der Protestanten sei, die es einfach und schlicht lieben. Petrus ergänzt: „Und das da drüben ist der

Himmel der Griechisch-Orthodoxen, die lieben es sehr verschnörkelt, und alles soll verziert sein." Der zukünftige Himmelsbewohner entdeckt noch eine Moschee für die Mohammedaner, einen buddhistischen Tempel, eine Synagoge und auch einige Gebäude, die er nicht so richtig identifizieren kann. Plötzlich bleibt sein Blick etwas geschockt an einer sehr großen Wolke mit einem riesigen fensterlosen Betongebäude hängen. Das Gebäude ist schwarz gestrichen. „Um Himmels willen, was ist denn das für eine düstere fensterlose Kirche?!", fragt er Petrus. Petrus beugt sich zu ihm und flüstert: „Das ist für die Katholiken. Für die ist es wichtig, dass sie glauben, alleine im Himmel zu sein."

Echtheit

Echtheit ist eines der Grundprinzipien der Gesprächspsychotherapie nach Carl Rogers, das für das Gelingen einer guten Therapie notwendig ist. Das Prinzip betont, dass der Therapeut in seiner Begegnung mit dem Klienten echt und kongruent sein muss.

☞ Zwei hoffnungsvolle Nachwuchsschauspieler verdienen sich mit Taxifahren den teuren Unterricht an ihrer renommierten Schauspielschule. Der eine der beiden bekommt eine kleine Nebenrolle in einem

Hollywood-Film und macht schließlich in wenigen Jahren eine steile Karriere. Er ist einer der Großen im Geschäft. Eines Tages steigt er in New York am John F. Kennedy Airport in ein Taxi. Der Zufall will es, dass sein alter Freund am Steuer sitzt. Die beiden hatten über die Jahre den Kontakt verloren. Der taxifahrende Kollege stellt seinem so erfolgreichen alten Freund die Frage: „Wie hast du das gemacht? Was ist das Erfolgsgeheimnis für deine Traumkarriere?"

„Das kann ich dir mit einem Wort sagen."

„Mit einem Wort?", wundert sich sein alter Freund.

„Mit einem Wort: Echtheit."

„Echtheit?", kommt es sehr erstaunt zurück.

„Ja. Echtheit. Wenn du erst Echtheit vorspielen kannst – dann kannst du alles."

Egozentrismus

☞ Woran erkennt eine Frau, dass ihr neuer Freund zu egozentrisch ist?

Er brüllt seinen eigenen Namen, wenn er kommt.

Einstreutechnik[14]

(von Peter Brock)

In einer Reihe von Fallbeispielen beschreibt Milton Erickson, wie es ihm gelungen ist, in einen scheinbar banalen Text Suggestionen einzustreuen, die der Induktion und Aufrechterhaltung einer Trance dienen und ein spezifisches therapeutisches Ziel verfolgen. Besonders berühmt ist der Fall von Joe geworden, einem Patienten mit heftigsten Schmerzen infolge einer Krebserkrankung im terminalen Stadium.[15]

Während Erickson lang und breit die Entwicklung eines Tomatensamens zur Pflanze schilderte, streute er therapeutische Suggestionen ein, die auf körperliches Wohlbefinden, Appetit, Schlaf und frohe Stunden mit der Familie gerichtet waren.

Die therapeutischen Suggestionen wurden z.B. durch eine geringfügig geänderte Betonung, eine andere Sprechrichtung oder ein anderes Sprechtempo markiert.

Wie bedeutsam dabei auch minimale Veränderungen sind, belegen folgende Geschichten:

☞ Wegen eines Vergehens wird ein junger Mann vom König zum Tode durch den Strang verurteilt. Als der Tag der Hinrichtung naht, stellt der Delinquent ein Gnadengesuch. Leider ist der König gerade unterwegs auf der Jagd, so dass die Antwort nicht mehr rechtzeitig eintrifft. Der Verurteilte steht bereits mit dem Strick um den Hals unter dem Galgen, als Hufgetrappel ertönt und ein Bote ruft, man solle noch warten, er habe die Antwort des Herrschers. Der Henker lässt sich die Schrift geben, liest und zuckt ratlos mit den Schultern, weil er nicht weiß, was er tun soll. Auf das Gesuch hat der König geantwortet: „Hängt ihn nicht laufen lassen!" Leider hatte er das Komma vergessen.

☞ Ähnlich, wenn auch nicht genauso bedrohlich, erging es einem Ehepaar. Beide haben geplant, in die Oper zu gehen. Sie sitzt noch vor dem Spiegel, schminkt und kämmt sich seit Stunden. Er ist bereits fertig und lehnt halb gereizt, halb gelangweilt am Türpfosten. Nach einem langen Blick in den Spiegel sagt sie: „Stimmt, schön bin ich immer noch, nicht", worauf er antwortet: „Stimmt, schön bist du immer noch nicht."

Manchmal ist es ein Komma zu wenig, manchmal eines zu viel:

☞ „Sie hat den schönsten Mund, weit und breit."

☞ Die Brüder Jakob und Isaak Goldstein sind auf einer Geschäftsreise nach Minsk. Abends im Hotel greift sich Jakob ans Herz und bricht zusammen. Nach der Beerdigung behauptet Isaak, der Verstorbene habe ihn kurz vor seinem letzten Atemzug zum Erben eingesetzt. Seine letzten Worte seien gewesen: „Von meinem Vermögen gib meiner Frau so viel, wie du willst. Das übrige gehört dir, weil du im Augenblick des Todes bei mir bist und mir die Augen zudrücken wirst."

So will der Bruder vom Gesamtvermögen von 100 000 Rubeln der Witwe nur 10 000 geben und 90 000 für sich behalten. Damit ist die Witwe ganz und gar nicht einverstanden, und so gehen sie zum Rabbiner. Isaak, ohnehin als geizig und raffgierig bekannt, lehnt jeden Vergleich ab. Er beruft sich darauf, dass die letzten Worte eines Sterbenden heilig und unbedingt einzuhalten sind.

Der Rabbi hört sich beide Parteien an und wendet sich schließlich an Isaak: „Kannst du beschwören, dass die letzten Worte deines Bruders lauteten: Du sollst meiner Frau geben so viel, wie du willst, und das übrige soll dein sein."

Isaak beschwört dies, bei allem was ihm heilig ist.

Der Rabbi ergänzt: „Dein Bruder hat dich gut gekannt mit allen deinen Eigenschaften, so, wie auch alle Menschen und ich dich kennen. Ist das richtig?"

„Das ist richtig", sagt Isaak etwas verwundert.

Der Rabbi fährt fort: „Trage nun vor, wieviel du vom Vermögen deines Bruders willst."

„90 000 Rubel", kommt die selbstsichere Antwort.

„Warum willst du deine Schwägerin betrügen?", stellt der Rabbi die nächste Frage.

Isaac wirkt verwirrt. „Wieso betrügen? Mein Bruder hat es doch genau so gesagt?"

Der Rabbi fällt das Urteil, indem er sagt: „Ja, dein Bruder hat dich gut gekannt. Deswegen hat er gesagt: Du sollst meiner Frau geben, so viel, wie du willst. Das heißt, du sollst ihr 90 000 Rubel geben. Das übrige gehört dir, also 10 000 Rubel."

Enuresis und Encopresis

Enuresis ist das Fachwort für Einnässen, und Encopresis das entsprechende Wort für Einkoten. Ein anderes Wort für Bettnässen ist auch „Tiefausläufer". In der Regel behandeln Kinder- und Jugendlichentherapeuten diese Probleme.

Wie alt der Patient in folgender Geschichte war, ist nicht überliefert.

☞ Patient: „Ich habe regelmäßig um 7 Uhr Stuhlgang."

Arzt: „Ich gratuliere Ihnen zu dieser Disziplin."

Patient: „Ich wache aber erst um 7 Uhr 30 auf."

Doch zurück zum Thema Bettnässen.

☞ Eine Frau schreibt an einen Arzt und beklagt sich über das Bettnässen ihres Sohnes. Der Arzt antwortet ihr, dass das ziemlich normal sei, weil die Statistik besagt, dass selbst noch sieben Prozent aller 13-jährigen ins Bett machen.

Darauf schreibt die Frau zurück: „Ich finde das absolut nicht normal und die Ehefrau meines Sohnes im übrigen ebenfalls nicht."

Farbberatung

Es gibt Berater und Therapeuten, die ihren Klienten eine Farbberatung zukommen lassen. Farben – zum Beispiel in der Kleidung – drücken Stimmungen aus, und eine Veränderung der Kleiderfarbe verändert möglicherweise auch die Stimmung.

Ob sich das folgende Hochzeitspaar im Rahmen des Braut- und Eheunterrichtes auch einer Farbberatung unterzog, ist nicht bekannt.

☞ Hochzeit in der Kleinstadt. Die Oma steht mit dem Enkelkind vor der Kirchentür, aus dem das Brautpaar in wenigen Momenten heraustreten wird. Die Braut trägt einen Traum von Brautkleid. Das kleine

Mädchen fragt die Oma: „Warum sind alle Kleider der Frau so weiß?" Die Oma: „Weiß ist die Farbe des Glücks. Heute ist der schönste Tag im Leben der Braut. Sie ist sehr glücklich, und deshalb trägt sie ein weißes Kleid."

Die Enkelin schaut unverwandt auf die Braut und das wunderschöne weiße Kleid, bevor sie schließlich wieder etwas wissen will. „Oma? Und warum trägt der Mann nur schwarze Kleider?"[16]

Fragen des Beobachters

Die Fragen des Beobachters heißt ein interessantes Buch des Familientherapeuten Karl Tomm. Es geht dabei um die von der systemischen Familientherapie entwickelten Fragetechniken, die nicht nur dazu dienen, Informationen einzuholen. Die Fragen sind so strukturiert, dass sie den Befragten auch neue Einsichten vermitteln und Veränderungen bewirken können.

Dass geschicktes Fragen manchmal weder in der Therapie noch in der Diplomatie weiterhilft, zeigt die nächste Geschichte aus vergangenen politischen Zeiten.

☞ Die Außenminister der UdSSR, Englands, Frankreichs und der USA gehen auf die Jagd. Da erblicken sie alle zugleich einen kapitalen Hirsch. Alle vier schießen, und der Hirsch sinkt wie vom Blitz getroffen zu Boden. Eine Untersuchung ergibt: vier Einschüsse praktisch an derselben Stelle. Die drei westlichen Außenminister wollen für den Abtransport sorgen und gehen Hilfe holen. Der russische Außenminister Gromyko bleibt zurück, um die Beute zu bewachen. Als die drei westlichen Außenminister schließlich mit einem Jeep und Helfern zurückkommen, ist der Hirsch weg.

„Wo ist der Hirsch?", fragen sie Gromyko.

„Welcher Hirsch?"

„Aber Sie werden doch zugeben, dass wir alle vier einen Jagdausflug unternommen haben?"

„Natürlich."

„Und Sie werden sich doch erinnern, dass wir alle vier auf einmal geschossen und gemeinsam einen Hirsch erlegt haben?"

„Ja."

„Wir sind weggegangen, um Hilfe zu holen."

„Ja."

„Und Sie sind zurückgeblieben, um den Hirsch zu bewachen."

„Ja."

„Wo ist dann der Hirsch?"

„Welcher Hirsch?"

Freudsche Versprecher

Von einem Freudschen Versprecher spricht man, wenn jemand unbewusst etwas anderes sagt, als er eigentlich sagen möchte. Sigmund Freud hat solche Versprecher analysiert. Ein Beispiel dafür ist der Versprecher einer Frau, die „Trauring, aber wahr" anstatt „Traurig, aber wahr" sagt. Möglicherweise hat sie die Tage zuvor ihren Ehemann konfrontiert, weil er sich nie an das halte, was er versprochen habe. Der Ehemann kommentierte nur: „Versprochen ist versprochen."

Dichter wie James Joyce und Arno Schmidt benutzen den darunterliegenden Prozess kontrolliert, um besondere literarische Wirkungen zu erzielen. So hat Arno Schmidt in seinem Roman *Kaff* die Attraktivität einer Frau mit Namen Krimhild beschrieben. Der Name erschien in leicht veränderter Schreibweise dann als „Cream-hilled".

Zum Thema „Freudsche Versprecher" jetzt eine aufschlussreiche Episode aus einer analytischen Therapie.

☞ Zu Beginn einer analytischen Einzelsitzung erzählt die Patientin ihr Befinden und meint: „Eigentlich ist bei mir alles in Mutter ... äh, Quatsch, alles in Butter, meine ich natürlich." Der Analytiker erklärt ihr, dass es sich hier um einen Freudschen Versprecher handele und dies auf die ungeklärte Beziehung zur Mutter hinweise. Zur nächsten Sitzung kommt die Patientin etwas aufgeregt: „Mir ist heute morgen beim Frühstück wieder ein Freudscher Versprecher passiert!" Der Analytiker ist sofort interessiert und denkt kurz an seinen nächsten Vortrag, den er auf einer großen Konferenz zu halten hat. Er fordert die Patientin auf zu erzählen. „Ja, das war so. Ich saß mit meinem Mann beim Frühstück und wollte sagen: „Kannst du mir mal die Butter rüberreichen?" – „Ah ja", sagt der Analytiker, „und was haben Sie stattdessen gesagt?" – „Du blödes Aas hast mir mein ganzes Leben versaut!"

Im folgenden ein Dialog aus einem Juweliergeschäft, der dieses Konzept mehr oder weniger brülliant darstellt.

☞ Eine Frau kommt zum Juwelier und sagt, sie wolle einen Ring mit acht Rabbinerchen kreisförmig angeordnet, in der Mitte ein Antisemit, und im Ring sollten die Genitalien ihres Mannes eingeritzt sein. Der Juwelier glaubt nicht richtig zu hören. „Was wollen Sie?!" Die Frau wiederholt: „Ein Ring mit acht Rabbinerchen, so kreisförmig angeordnet, in der Mitte ein Antisemit, und im Ring sollten die Genitalien meines Mannes eingeritzt sein." Der Juwelier überlegt: „Sie

meinen vielleicht einen Ring mit acht Rubinchen?" –
„Ach ja", meint die Frau, „so heißt das wohl." – „Und
in der Mitte vielleicht ein Amethyst?", fragt der Juwelier. „Ja genau, ein Amethyst." – „Und dann wollen Sie
vermutlich, dass ich Ihnen die Initialien von ihrem
Mann eingraviere?" – „Genau!", kommt es erleichtert
zurück.

„Und was kostet so was?", will die Kundin wissen.
„In Gold oder Silber?", fragt der Juwelier zurück.
„In Gold", bekommt er zur Antwort. Der Juwelier
überlegt: „In Gold ... mit acht Rubinen, einem Amethyst. Und einer Gravur. So 5000 Mark aufwärts."

„5000?!", ruft die Frau erstaunt, „das sprengt mein
Bidet."[17]

Gedächtnistraining mit Hypnose

Eines der Anwendungsgebiete von Hypnose und
Selbsthypnose ist das Konzentrations- und Gedächt-
nistraining. Die folgende Geschichte illustriert Aspekte davon.

☞ Ein älterer Geschäftsmann feiert mit einem
Hausfest seine Rückkehr aus einer Spezial-Kurklinik.
Er erzählt seinen Freunden und Kollegen, dass er sich
toll erholt hat und vor allem Selbsthypnose und Ge-

dächtnistraining sehr beeindruckende Fortschritte ermöglicht hätten. Seine starke Vergesslichkeit sei entscheidend verändert worden. Einer seiner Geschäftskollegen zeigt sich höchst interessiert, da er selbst zunehmend vergesslich wird. Der Kollege erwähnt, dass
er langsam das Gefühl habe, er könne sich bald die
Ostereier selber verstecken oder sich auch mal selbst
ein Überraschungsgeschenk kaufen. Schließlich will er
den Namen der Klinik wissen, in welcher der Gastgeber innerhalb von sechs Wochen so große Fortschritte
erreicht hatte.

Der Gastgeber zögert und grübelt und beginnt leise
zu sprechen: „Moment. Wie war jetzt doch der Name
der Klinik? Es ist lang und dünn, es ist an der Spitze rot,
weiß oder gelb, es riecht gut und hat einen Stiel mit
Dornen. Ach ja – he Rosa, wie heißt doch die Klinik
gleich wieder, in der ich war?"

Gesundheitsreform – Einsparungen im Gesundheitswesen

Im Osten ist die Planwirtschaft gescheitert. Man erinnert sich an den Witz: Was passiert, wenn ein Wüstenland kommunistisch wird? Die ersten zehn Jahre gar
nichts, und dann wird der Sand knapp. Die östlichen
Planwirtschaftler versuchten immer wieder, Lenkungs

mechanismen zu installieren, mit der sie die Wirtschaft zum gelenkten Funktionieren bringen wollten. Wurde die Leistung der Betriebe zum Beispiel nach dem Gewicht der produzierten Waren bewertet, belohnt und prämiert, so produzierten die Betriebe mit den ihnen zugeteilten Rohstoffen möglichst wenige, aber dafür schwere Produkte, also wenige viel zu schwere Traktoren, oder die Gießerei hat möglichst schwere Gussplatten produziert. Nachdem diese „Tonnenideologie" nicht funktionierte, stellte man um. Die produzierte Stückzahl war jetzt die Maßeinheit für die Entlohnung und Prämierung. Bald wurden mit den zur Verfügung stehenden Rohstoffen möglichst viele Traktoren produziert oder viele leichte Gussteile. Beides war oft wiederum nicht weiterwendbar, aber der Plan war übererfüllt. Betrachtet man die Gesundheitsreformen – seien es Spar- und Lenkungsversuche oder Budgetierungen –, so hat man das Gefühl, wir wollten zeigen, dass Planwirtschaft doch funktioniert.

Vielleicht gibt es auch deshalb den kurzen Witz: Wie bringst du Gott zum Lachen? Erzähle ihm deine Pläne.

Die folgenden Witze spiegeln verschiedene Aspekte dieses Themas wider:

☞ Zwei Ärzte treffen sich. Der eine sagt: „Letzte Woche sind drei von meinen Patienten gesund geworden." Der andere Arzt antwortet: „Das geschieht dir recht! Warum hast du dich auch nicht richtig darum gekümmert?!"

Dieser Witz spiegelt die Lenkungsversuche aus der Zeit vor der Budgetierung wider. Das darin skizzierte Dilemma ist Thema eines Witzes, der sich schon in alten Ärztewitzesammlungen lange vor der Gesundheitsreform und Spardebatte findet.

☞ Der Sohn hat sein Medizinstudium beendet. Er ist Arzt. Er vertritt zum ersten Male seinen Vater in der Landarztpraxis. Der Vater fährt beruhigt in seinen wohlverdienten Sommerurlaub. Bei der Rückkehr vermeldet ihm der Sohn stolz: „Den Huber-Karl, die Frau Sommer und die Frau Winterhalter habe ich endlich geheilt. Die hattest du ja seit einigen Jahren in Behandlung." Der Vater schaut etwas mürrisch und sagt: „Ich hoffe, dir ist klar, was du da gemacht hast. Die drei Leute haben einen großen Teil deines Studiums bezahlt."

Unbekannt ist, in welchem Jahr nach vielen Gesundheitsreformen sich die folgende Geschichte abspielte.

☞ Der Abfluss ist verstopft. Und er ist wirklich verstopft. Alle bisher erfolgreichen Versuche mit Essig-Essenz oder „Abflussfrei" sowie kraftvolle Versuche mit dem Vakuumsaugnapf blieben ohne auch nur das geringste Anzeichen einer Wirkung. Ein Abflussspezialist wird gerufen. Der Meister selbst rückt mit allerlei High-Tec-Geräten an. Nach einer Stunde ist der Abfluss frei. Die Rechnung wird sogleich präsentiert: Mit Anfahrt, den Geräten und 180 Mark für eine Meisterstunde kommt das Ganze auf schlappe 500 Mark. Der Kunde beschwert sich: „Sie, 180 Mark die Stunde! Das bekomme ich ja nicht einmal als Neurochirurg!"

Der Abflussspezialist erwidert locker: „Wissen Sie, als ich noch als Neurochirurg gearbeitet habe, kam ich auch nicht auf 180 Mark die Stunde."

Auch Patienten finden kreative Möglichkeiten, in Zeiten von Planwirtschaft und Zuzahlung irgendwie auf ihre zu Kosten kommen.

☞ Es ist kurz vor 18 Uhr. Der Allgemeinarzt will gerade seine Praxis schließen. Ein älteres Paar Mitte 60 kommt in die Praxis. Er schildert, dass sie ein Problem mit ihrer Sexualität hätten. Sie wollten es dem Herrn Doktor einmal zeigen, damit er es beurteilen könne. Die beiden älteren Leute bestehen darauf, dass sie auf der Behandlungsliege miteinander schlafen dürfen und der Herr Doktor zuschaut. Der Arzt ist etwas verwundert und konfus, stimmt aber schließlich zu. Am Ende sagt der Arzt, dass er nichts von einem sexuellem Problem entdecken könne. Alles sehe ganz normal aus, soweit er die Sexualität von einem Paar in diesem Alter beurteilen könne. Anscheinend beruhigt, zieht das Paar von dannen. Aber eine Woche später ist das Paar wieder da und besteht wieder darauf, dass es ein sexuelles Problem gebe und der Arzt das selbst sehen müsse. Wieder kann der Arzt nichts besonderes entdecken. Als das Paar einige Tage später wieder mit dem „Problem" erscheint, stellt der Arzt einige Nachfragen: „Ich verstehe nicht so ganz das Problem. Ist es vielleicht von besonderem Reiz, wenn ihnen jemand beim Sex zuschaut? Oder hat es für Sie einen besonderen Reiz, sich in einer Arztpraxis zu lieben?" Der Mann druckst etwas rum und sagt: „Wir haben wirklich ein sexuelles Problem. Wenn wir es in meiner Wohnung machen, erwischt uns vielleicht meine Frau. Wenn wir es bei ihr machen, kommt uns vielleicht ihr Mann auf die Schliche. Ein Hotelzimmer kostet in unserer Stadt mindestens 100 Mark. Sie stellen uns 120 Mark in Rechnung und 60 Prozent davon übernimmt die Beihilfe."

☞ Die Sekretärin einer alt eingeführten Arztpraxis errechnet gerade den Jahresabschluss. Sie macht alles noch traditionell mit der Hand. Strahlend informiert sie den Chef: „Wir schreiben zum ersten mal seit vier Jahren wieder schwarze Zahlen." Der Arzt will die Bilanz sehen. Die Sekretärin entschuldigend: „Ich habe leider nur noch rote Tinte und keine schwarze Tinte." – „Ja, dann gehen Sie doch schnell und kaufen sie doch welche." – „Dann sind wir aber wieder in den roten Zahlen."

☞ Ein Arzt schreibt an die kassenärztliche Bundesvereinigung:

Wenn Lachen die beste Medizin ist – sollten wir uns dann nicht überlegen, wie wir es budgetieren könnten?

Abschließen möchte ich hier mit einer Frage:

☞ Wie nennt man einen Jazz-Musiker ohne Freundin?
Obdachlos.

Gewichtskontrolle

Gewichtskontrolle mittels Hypnose ist eines der Spezialgebiete von Hypnosetherapeuten. Die Beeinflussung von Übergewicht gilt dabei als in der Regel schwieriger als das hypnotische Abgewöhnen von

Rauchen. Warum das so ist, darauf verweist der nächste Witz:

☞ Warum wiegen verheiratete Frauen mehr als Singles? Singles kommen nach Hause, sehen, was im Kühlschrank ist, und gehen ins Bett. Verheiratete Frauen kommen nach Hause, sehen, was im Bett ist, und gehen zum Kühlschrank.

Größenwahnsinn

„Meine allergrößte Tugend ist meine übergroße Bescheidenheit" und „Meine Demut ist mein ganzer Stolz" sind Kernaussagen von Zeitgenossen, die dezent betonen, wie weit sie vom Problem Größenwahn entfernt sind. Dass diese Probleme über Zeit und Raum hinweg selbst in höchsten Kreisen zu beobachten sind, zeigt eine Geschichte aus dem Paradies.

☞ Ein Musiker kommt am Himmelstor an. Petrus fragt: „Was warst du auf Erden?"
„Erster Flötist bei den Wiener Philharmonikern."
Petrus ist begeistert, denn das Himmelsorchester hat gerade die Stelle eines Flötisten frei. „Melde dich doch gleich für die nächste Probe an!" Der Flötist geht sofort zum Himmelsorchester, und es ist offensichtlich,

dass es gleich losgehen muss. Gott kommt herein, geht an das Podium und tippt mit dem Dirigentenstab, damit alle aufmerken. Der Flötist wendet sich kurz an seinen Nebenmann und flüstert: „Wie ist Gott als Dirigent?" – „Meistens ganz o.k. Aber manchmal denkt er, er sei Karajan."

Ein anderer Witz, den man auch in das Kapitel *Berufskrankheiten* des ersten *HaHandbuchs* einordnen könnte. (Siehe hierzu auch das Kapitel *Sozialarbeit*.)

☞ Ein Mann kommt in den Himmel. Petrus zeigt ihm gerade die ganze Anlage. Im Hintergrund läuft ein Mann im weißen Kittel und Stethoskop vorbei. Der Neuankömmling wundert sich: „Gibt es hier auch Ärzte?" Petrus verneint und sagt: „Das ist Gott. Alle paar Wochen überkommt es ihn, und dann spielt er Arzt."

Halluzination

Von Halluzination spricht man, wenn jemand etwas sieht, hört oder fühlt, was in Wirklichkeit nicht vorhanden ist. Patienten mit schizophrenen Störungen kennen Halluzinationen, jedoch auch in Hypnose ist es möglich zu halluzinieren.

Die beiden folgenden Geschichten zeigen, dass es manchmal schwer ist zu unterscheiden, ob eine Stimme real oder eingebildet ist.

☞ Zwei Männer gehen im Winter zum Eisfischen. Sie versuchen das Eis aufzuschlagen. Dies gelingt jedoch nicht. Erschöpft werfen sie die Kettensäge an, um das Eis aufzusägen. Irritiert hören sie eine Stimme: „Da ist kein Fisch unter dem Eis." Sie sehen niemand und versuchen nochmals die Kettensäge anzuwerfen und hören die merkwürdige Stimme nochmals: „Da ist kein Fisch unter dem Eis." Niemand ist zu sehen. Die beiden Fischer rufen verschüchtert: „Wer bist Du? Bist du Gott?" – „Nein", ertönt die Stimme, „ich bin der Eigentümer dieser Eisbahn."

☞ Ein Einbrecher nähert sich einem Haus. Es wirkt, als sei niemand zu Hause. Es ist dunkel. Auf der Rückseite des Hauses schiebt der Einbrecher vorsichtig den ungesicherten Rolladen hoch. Das Fenster dahinter ist verwunderlicherweise nicht geschlossen. Der Mann steigt ein und geht leise einen ersten Schritt. Plötzlich hört er eine etwas merkwürdige Stimme: „Jesus is watching you!" Etwas irritiert, aber nervenstark wie immer geht er vorsichtig den nächsten Schritt. Die Stimme kommt etwas eindringlicher: „Jesus is watching you!" Er bleibt nun doch stehen. Er nimmt seine Taschenlampe, und der Lichtkegel huscht durch das Zimmer. Plötzlich sieht er einen großen Papagei, der ihn anblinzelt. Er spricht den Papagei an: „Hast du das eben gesagt?" – „Ja", krächzt der Papagei mit seiner etwas merkwürdigen Stimme, „ich wollte dich bloß warnen. Jesus is watching you." Der Einbrecher fragt den Papagei etwas verwundert: „Heißt Du etwa Jesus?" – „Nein", krächzt der Papagei, „ich heiße Moses." Der Einbrecher erwidert verwundert: „Moses? Welcher Spinner nennt denn seinen Papagei Moses?" Der Papagei krächzt: „Ha, derselbe, der seinen Rottweiler Jesus nennt."[18]

Homosexualität

Ob Homosexualität biologisch oder durch entsprechende lebensgeschichtliche Umstände bestimmt wird, ist eine alte Diskussion.

Ob die Mutter in folgender Kurzgeschichte der einen oder anderen Theorie anhängt, bleibt offen.

☞ Die Mutter betritt das Wohnzimmer. Sie bleibt wie angewurzelt stehen. Auf der Klappcouch liegt ihr Sohn engumschlungen mit seinem Freund. Und was sagte die Mutter? „Oh mein Junge! Was ist denn bloß in dich gefahren?!"[19]

Hypnose-CDs
und ihre subliminale Wirkung

Hypnosekassetten und ihre modernere Version in Form von CDs besitzen einen großen Markt. Die Qualität dieser Produktionen ist durchaus unterschiedlich.[20]

Unter Fachleuten ist es umstritten, ob Subliminaleffekte auftreten, also ob unterschwellig an der Hörschwelle eingeflüsterte Botschaften eine therapeutische Wirkung entfalten.

Zu den Wirkungen und Nebenwirkungen solcher Hypnose-CDs gibt es natürlich auch den ein oder anderen Witz:

☞ Gespräch unter Freunden: „Na? Hilft dir die Kassette zur hypnotischen Gewichtskontrolle? Kannst du deine Zehen schon berühren?"

„Berühren kann ich die Zehen noch nicht. Aber ich kann sie langsam wieder sehen."

☞ Dialog in der Arztpraxis:

„Hat Ihnen das Band zum Thema Selbstsicherheit geholfen?"

„Ich bin mir nicht sicher."

☞ Dieses Problem hatte die alte Oma in folgender Geschichte nicht. Den Kopfhörer auf, ein Selbstsicherheitsband auf dem Walkman, nähert sich die alte

Dame einer stark befahrenen Innenstadtstraße. Sie spricht einen Polizisten an: „Junger Mann, helfen Sie mir bitte über die Kreuzung?" Der Polizist: „Ja, gerne. Sobald die Ampel grün ist." Die Oma: „Bei Grün kann ich auch alleine."

☞ In einer großen Buchhandlung kommt ein Kunde zum Informationsschalter und fragt: „Wo ist Ihre Abteilung für Selbsthilfe-Bücher?" Die Dame an der Auskunft verweigert diese Information mit dem Hinweis: „Tut mir leid, aber das würde den ganzen Ansatz diskreditieren."

☞ Im Fachgeschäft für Hypnose-Bänder und andere Selbsthilfematerialien steht ein Kunde mit einem besonderen Wunsch: „Kann ich diese beiden Bänder zum Thema *Diät und kontrolliertes Essen* und *Gymnastik morgens und abends* umtauschen in ein Band zum Thema *Selbstakzeptanz?"*

Die anschließende Geschichte zeigt die Situation nach mehrmaligen Umtauschaktionen. Hier scheint eine regelrechte Abhängigkeit von solchen suggestiven Bändern entstanden zu sein.

☞ Eine Blondine kommt zum Frisör. Sie nimmt im Stuhl Platz und äußert ihre Frisurwünsche. Sie spricht dabei mit merkwürdig lauter Stimme. Die Angestellten des Frisörsalons führen dies auf den CD-Player mit Kopfhörer zurück, den die Blondine immer noch auf dem Kopf hat. Die Frisöse möchte der Kundin zum Waschen und Schneiden der Haare den Kopfhörer abnehmen, die Blondine weigert sich jedoch vehement. Schließlich versucht sich die Chefin des Salons mit all ihrer Erfahrung an der heiklen Aufgabe, die Haare zu waschen und trotz des Kopfhörers einen perfekten Schnitt zu zaubern. Einige Wochen später taucht die Blondine wieder auf. Auch dieses Mal besteht sie auf Haareschneiden mit Kopfhörer. Sie wirkt etwas müde und schläft während des Schneidens anscheinend ein. Die Frisörmeister nimmt ihr leise und vorsichtig den Kopfhörer ab, um sich das Haareschneiden zu erleichtern. Zirka 30 Sekunden später sackt die Kundin zusammen und ist tot. Alle Wiederbelebungsversuche bleiben erfolglos. Der Lehrling des Salons greift im Hintergrund geistesabwesend zu dem Kopfhörer der gerade gestorbenen Kundin und hört eine regelmäßige und ruhige Stimme: einatmen ... ausatmen ... einatmen ... ausatmen ...

Hypnosystemische Paarberatung

Paar- und Familientherapeuten, die ihr Wissen um hypnotische Kommunikation und Suggestion in die

Therapie einbringen, bezeichnet man auch als hypno-systemisch arbeitend.

☞ Ein Paar geht in Therapie, um besser miteinander kommunizieren zu können. Der Therapeut schult das Paar und nutzt alle Facetten seiner hypnosystem-ischen Orientierung. Er vermittelt den beiden viele Techniken, damit sie anders und besser miteinander sprechen können.

Ein halbes Jahr später fährt das Paar zusammen auf der Autobahn. Der Mann schläft am Steuer ein. Die Frau sagt: „Du weißt Liebling, ich möchte dich nicht mehr kommandieren. Aber kommt dieser Brücken-pfeiler nicht recht schnell auf uns zu?"

Hypnotherapeutische Gesprächsführung in der Physiotherapie

Während Massagen, Krankengymnastik oder Felden-krais-Sitzungen gehen die Patienten oft von selbst in eine Trance. Sie sind dann sehr suggestibel. Ungeschul-te Behandler erzählen oft Dinge und geben ungewollt Suggestionen, die nicht gerade hilfreich sind. Körper-therapeuten besuchen deshalb spezielle Fortbildun-gen, um suggestive Sprachmuster zu erlernen und um diese Trancezustände adäquat begleiten zu können.[21]

In der folgenden Geschichte haben zwei Physiotherapeutinnen auf hohem körpertherapeutischem und
suggestivem Niveau eingegriffen. Sie hatten jedoch
offensichtlich keine Seminare in systemischer Orientierung besucht, da es Probleme mit der Auftrags-
klärung gab. (Vergleiche hierzu auch den Hinweis zu
„Heilen ohne Auftrag" im Kapitel *Penisneid vs. Gebärneid.*)

☞ Zwei Physiotherapeutinnen sind beim öster-
lichen Spaziergang. Der Weg führt am nahen Golf-
platz vorbei. Die Temperatur ist schon angenehm.
Die Spaziergängerinnen tragen leichte Kleidung.
Plötzlich ertönt aus der Richtung von einer Gruppe
von Golfspielern ein lautes warnendes Geschrei. Einer der Spieler hat offensichtlich seinen Abschlag völlig verzogen und der Ball ist Richtung Spazierweg unterwegs. Der Ball senkt sich in Richtung eines jungen
Mannes. Im allerletzten Moment durch das Geschrei
gewarnt, nimmt er den Golfball wahr, der ihn in seiner Körpermitte an der empfindlichsten Stelle zu treffen droht. Über eine schützende Bewegung seiner
Hände und ein scharnierartiges Zusammenklappen
in der Körpermitte versucht er noch, das Schlimmste
zu verhindern. Aber – ein Schmerzensschrei, ein Zu-
sammensacken, ein jammerndes Zusammenkauern
am Boden. Die beiden Physiotherapeutinnen nähern

sich im Laufschritt. Der junge Mann versucht die Hilfe abzuwehren, er hat jedoch gegen die beiden geschulten Kräfte keine Chance. Die eine der beiden beginnt gegen den Widerstand des Mannes eine vorsichtige Massage, während die andere ihre hypnosuggestive Schulung zur Anwendung bringt: „Es gibt immer eine Stelle im Körper, die sich relativ am wohlsten fühlt. Sie konzentrieren sich unmerklich, mehr und mehr, auf diese Stelle. Mit jedem Einatmen wird sich dieses Wohlempfinden ausbreiten und mit jedem Ausatmen wird jegliche unnötige Anspannung durch ihre großen Zehen abfließen, mit jedem Einatmen ..." Der junge Mann entspannt sich zunehmend. Die Kombination aus sanfter Massage und beruhigenden Worten führt mehr und mehr zu einem völlig verklärten Blick. Nach einigen Worten ergreift die massierende Kollegin das Wort: „Fühlen Sie sich besser?" Der junge Mann antwortet: „Ich fühle mich jetzt sehr viel besser. Nur – mein rechter Daumen tut mir immer noch ganz verdammt weh."

Hypochondrie

Ein Hypochonder ist ein eingebildeter Kranker, der selbst kleine Symptome sofort bemerkt, sie überinterpretiert und sich unter Umständen dadurch immer kränker und kränker fühlt.

☞ Der Stationsarzt betritt energischen Schrittes zum morgendlichen Dienstantritt das Schwesternzimmer: „Wie war die Nacht? Alles ruhig? Was macht unser Hypochonder von Zimmer 7?" Die Schwester berichtet: „Der ist heute Nacht leider verstorben." Der Arzt erstaunt: „Verstorben? Jetzt übertreibt er aber!"

Dieser Todesfall erinnert uns an die alte Weisheit: „Auch ein Hypochonder kann einmal krank werden."
Eine weitere Geschichte zu diesem Thema:

☞ „Herr Doktor, immer habe ich diese Kopfschmerzen, und dieses Reißen in den Armen, dann habe ich diese Bruststiche, wirklich ständig diese unangenehmen Stiche in meiner Brust. Ich habe auch ständig diese Magenschmerzen, und meine Knie und Füße tun mir dauernd nichts als weh. Und immer wieder dieses Ohrensausen und Augenflimmern. Herr Doktor, können Sie mir sagen was mir fehlt?"
Der Arzt: „Was soll Ihnen denn fehlen? Sie haben ja schon alles."

Impulskontrolle

„Er ist manchmal etwas impulsiv", pflegt man vorsichtig zu umschreiben, wenn sich einer nicht unter Kontrolle hat und ihm ab und zu unkontrolliert der

Draht aus der Mütze fährt. Auch in der Wildnis lässt sich das Thema Impulskontrolle finden und studieren.

☞ Der Löwe als König der Tiere pflegt seine Macht zu demonstrieren. Regelmäßig stellt er anderen Tieren die Frage: „Wer ist der König der Tiere?" Regelmäßig bekommt er zur Antwort: „Du bist der König der Tiere, oh Löwe." Eines Tages begegnet der Löwe einem riesigen, alten Elefanten. Der Löwe stellt ihm die übliche Frage: „Wer ist der König der Tiere?" Der Elefant packt den Löwen mit seinem Rüssel und schleudert ihn 20 Meter weit durch die Luft. Der Löwe bleibt benommen liegen, rappelt sich wieder auf und sagt zum Elefanten: „Mann! Nur weil du die richtige Antwort nicht kennst, brauchst du ja nicht gleich völlig auszurasten!"

Vorbildliche Impulskontrolle zeigte der Pavian in folgender Geschichte:[22]

☞ Eine Giraffe nähert sich einem Baum. In diesem Baum sitzt ein großes, mächtiges Pavian-Männchen. „Na, wie geht es dir heute?", fragt die Giraffe. Der Pavian antwortete: „Oh, wie geht es mir? Schlecht. Die Hitze. Die Moskitos. Die Flöhe. Ich bin genervt und gereizt. Aber siehst du die Löwin da drüben im Schatten? Die packe ich mir nachher!" – „Oh", denkt sich die Giraffe, „das riecht verdammt nach Ärger. Da mache ich mich besser aus dem Staub." Eine Weile später kommt ein Warzenschwein zum Baum: „Na, mein lieber Pavian? Wie geht es dir denn heute?" Der Pavian antwortet: „Oh, frag mich lieber nicht! Ich bin völlig genervt. Die Hitze. Die Moskitos. Die Flöhe. Aber siehst du die Löwin da drüben im Schatten? Die packe ich mir nachher!" – „Oh, Oh, Oh", denkt sich das Warzenschwein, „das riecht verdammt nach Zoff und Ärger. Da verziehe ich mich aber lieber." Kurze Zeit später erhebt sich die Löwin und schlendert gemächlich in Richtung des Baumes mit dem Pavian: „Na, Freund Pavian, wie geht es dir heute? Was machst du denn so?" – „Oh", sagt der Pavian, „frag mich nicht. Die Sonne. Die Moskitos. Die Flöhe. Ich bin total genervt. Na ja. Und ab und zu rede ich mal Scheiß an den Rest der Familie ran und verarsche die ein bisschen."

Imponiergehabe

Imponiergehabe gibt es im Tierreich in vielfältigen Varianten. Mal zeigt der Pfau seine Federn, mal plustert sich jemand auf. Mal wird die Farbe geändert und mal wird auf die Brust getrommelt. Auch beim Männchen des Homo sapiens findet sich Imponiergehabe in vielfältiger Weise.

Die nachfolgende Geschichte zeigt, wie Mann imponiert:

☞ Paul hat kein Glück bei Doris. Er versucht alles Mögliche. Er schickt ihr Rosen und sogar Schmuck. Doris beißt nicht an. Eines Tages tritt Frank Sinatra in der Stadt auf. Paul weiß, dass Doris auf diese Musik steht. Er lädt Doris ein, und sie sagt endlich einmal zu. Für teures Geld findet er auch heraus, wo Frankie danach essen geht, und es gelingt ihm, dort Plätze zu reservieren. Doris zeigt sich im Laufe der Konversation nach dem Konzert jedoch zunehmend zurückhaltend, obwohl Paul seine Vorzüge und Großtaten umfassend darstellt. Schließlich sieht er Sinatra in Richtung Toilette gehen und folgt ihm. Er erzählt Frankieboy sein Problem und bittet ihn, einen Moment später auf dem Rückweg zu seinem Tisch doch einfach einen kleinen Umweg zu laufen und ein überraschtes „Hi Paul. Nice to see you!" zu sagen. Frank Sinatra hat für dieses Anliegen sofort Verständnis und kommt tatsächlich zum Tisch von Doris und Paul: „Hallo Paul, nice …" Der ganze Saal starrt zum Tisch von Doris und Paul. Paul wendet sich zu Frank Sinatra und zischt: „Hau ab, du Schnulzenfuzzi!"

Intelligenz-Test

Eine immer wieder diskutierte Frage ist: Was misst eigentlich ein Intelligenztest? Gibt es verschiedene Formen von Intelligenz? Lassen sich solche Tests zum Beispiel auch in anderen Kulturen einsetzen, in denen die Leute ganz andere Denkweisen und ihre eigene Intelligenz haben?

Die folgende Geschichte zeigt, dass das Konzept Intelligenz schon im kulturellen Kontext Dorf an seine Grenzen stoßen kann.

☞ In einem kleinen Bauerndorf in landschaftlich schöner Umgebung spielt sich regelmäßig folgende Szene ab: Wann immer ein Tourist oder Fremder in die Dorfkneipe kommt, ruft man den Karli. Karli gilt als gutmütiger, jedoch geistig minderbemittelter Kerl, der so etwas wie die Position eines Dorfdeppen innehat. Man ist sich einig, dass Karli wenig Intelligenz, wenig Grips im Kopf hat. Eines Tages kommt ein ganzer Reisebus ins Dorf. Karli sitzt in der Dorfkneipe. Als die Reisegruppe gegessen und getrunken hat, kommen einige der Einheimischen mit den Reisenden ins Gespräch. Schließlich rufen zwei oder drei Dorfbewohner nach Karli. Sie haben die Reisenden bereits vorinformiert, dass gleich etwas Lustiges passieren wird. Sie legen Karli einen 50-Mark-Schein und einen 10-Mark-

Schein hin und fragen, welchen er geschenkt haben will. Karli beginnt zu denken und nimmt unter dem Gelächter der Tischrunde den 10-Mark-Schein und tapst etwas verwirrt wirkend zu seinem Platz. Die Szene wiederholt sich noch an zwei anderen Tischen, bis schließlich Karli das Lokal verlässt und etwas gebückt die Dorfstraße entlang geht. Einer der Busreisenden folgt ihm, hält ihn an und beginnt mit ihm zu sprechen: „Lassen Sie sich doch bitte nicht mehr für so dumm verkaufen! Es tat mir so leid, das mit ansehen zu müssen! Merken Sie denn nicht, dass die anderen Sie verarschen und lächerlich machen? 50 Mark sind doch viel mehr als 10 Mark!"

Karli zeigt plötzlich ein feines, verstecktes Schmunzeln und sagt: „Aber, wenn ich einmal die 50 Mark nehme, spielen sie das Spiel nie mehr mit mir!"

Intrapunitiv

Intrapunitiv ist ein Mensch, wenn er immer die Schuld bei sich sucht. Das Gegenteil ist extrapunitiv. Beim Extrapunitiven sind immer die anderen Schuld, sobald etwas schief läuft. (Im *HaHandbuch Band I* gibt es Witze zum Thema Extrapunitiv. Ich jedenfalls finde, Sie sind irgendwie selbst Schuld, wenn Sie die Witze zum Thema Extrapunitivität nicht kennen.)

Doch nun zum Thema Intrapunitivität:

☞ Ein älterer Herr liest eine Anzeige: Mittelmeer-Kreuzfahrt zum Super-Dumping-Sonderpreis, nur 500 Mark. Der Mann bucht die Reise und steht schließlich im Hafen von Marseille. Das Schiff wirkt etwas klein für ein Kreuzfahrtschiff, es wirkt mehr wie eine Galeere aus alten Filmen. Der Mann zeigt sein Ticket und betritt das Schiff. Kaum auf dem Schiff, wird er gepackt und nach unten getragen. Dort findet er sich zusammen mit anderen Schicksalsgenossen wieder. Alle werden an den Sitzen festgebunden und müssen rudern. Insgesamt sitzen über 100 Männer der verschiedensten Altersklassen an den Rudern. Das ist aber noch nicht alles: Ein ganz bösartig und grimmig aussehender Mann läuft ständig durch die Reihen und schlägt mit der Peitsche zu, wenn einer nicht schnell genug rudert. Die Ruderer bekommen immer wieder anständig zu essen und zu trinken. Trotzdem ist unser Kreuzfahrer manchmal schier am Kollabieren. Nach zwei Wochen erreicht das Schiff schließlich einen sizilianischen Hafen. Unser älterer Herr wendet sich an seinen Nebenmann und flüstert: „Ich war noch nie auf so einer Kreuzfahrt. Was gibt man denn so einem Peitscher als Trinkgeld?"

☞ Ein Ausschnitt aus einem Bewerbungsgespräch: Personalchef: „Für diesen Job brauchen wir jemanden, der verantwortlich ist."

Bewerber: „Ich bin ihr Mann, Chef. Wann immer etwas schief ging in meinem letzten Job – ich war verantwortlich."

Ein kleiner Nachtrag zum Thema Extrapunitivität (genauso wie der obige Witz von der Galeere stammt der folgende aus einem jüdischen Witzbuch):

☞ Ein älteres jüdisches Ehepaar sitzt in einem vornehmen Restaurant. Das Essen ist serviert. Nach wenigen Minuten kommt die Bedienung an den Tisch und fragt: „Ist irgendetwas in Ordnung?"

Klassische Rhetorik und hypnotherapeutische Gesprächsführung

Sowohl das Fachgebiet Rhetorik als auch Hypnosefachleute beschäftigen sich mit überzeugender Beeinflussung des Gegenübers. Der Göttinger Sprecherzieher und Hypnosetherapeut Hans Riebensahm kombiniert in seinen Seminaren zur effizienteren Kommunikation Elemente klassischer Rhetorik von Aristoteles und moderner suggestiver Kommunikation.

Die folgende Geschichte zeigt einen Redner, kurz bevor er sich zu einem Seminar mit Riebensahm anmeldete:

☞ Ein Vortrag. Ein vollbesetzter Saal. Das Ganze spielt im mittleren Westen der USA. Der Redner beginnt. Es sind unterdessen zehn Minuten vergangen. Ein verspäteter Zuhörer betritt den Saal, geht durch die Reihen und entdeckt einen freien Platz. Er setzt sich und fragt seinen Nebenmann: „Worüber spricht der Referent?" Er bekommt zur Antwort: „Keine Ahnung. Er hat es bisher nicht gesagt." Kurz darauf ein Zuruf aus der letzten Reihe: „Ich verstehe hier hinten kein Wort!" In der dritten Reihe steht jemand auf und ruft nach hinten: „Könnten wir vielleicht die Plätze tauschen?"

Weitere zehn Minuten später verlassen zunehmend mehr Zuhörer den Saal. In den ersten Reihen beginnen einige an ihren Waffen zu spielen. Der Redner wird nervös und fragt leise: „Ihr werdet doch nicht auf mich schießen?" Die Antwort war einigermaßen beruhigend: „Auf dich nicht. Aber vielleicht auf den, der dich eingeladen hat."[23]

Kollegialität

In harten Zeiten von Kostenersparnis im Gesundheitswesen ist kollegialer Zusammenhalt besonders wichtig. Die folgende Geschichte zeigt, wie Kollegen verschiedener Fachgebiete sehr gut zusammenarbeiten und ihre jeweilige Eigenart in die Kooperation einbringen können.

☞ Ein Psychotherapeut, ein Internist, ein Chirurg und ein Pathologe gehen zusammen auf die Entenjagd. Plötzlich – ein Entenschwarm steigt auf! Der Psychotherapeut reißt sein Gewehr hoch, zögert und murmelt: „Die tun mir ja so leid." Bevor er zu einer Entscheidung kommt, sind die Enten weg. Einige Minuten später – wieder einige Enten im Flug. Der Internist legt an, zielt hier hin und dorthin. Bevor er sich für eine Ente wirklich entscheiden kann, sind die Enten weg. Eine halbe Stunde später: Ein Geräusch, und eine dunkle Wolke fliegt heran. Der Chirurg legt an und schießt wie wild sein ganzes Magazin leer. Federn fliegen, und man hört zwei oder drei dumpf-plumpsende Geräusche. Der Chirurg wendet sich zum Pathologen: „Kannst du mal schauen, ob da eine Ente dabei war?"

☞ Ein Urologe, ein HNO-Arzt, ein Augenarzt und ein Gynäkologe treffen sich zur monatlichen Skatrunde. Der Abend ist unterhaltsam wie immer. Es ist schon kurz nach Mitternacht, und die Runde bereitet sich langsam auf den Heimweg vor. Der Urologe meint: „Ich glaube, ich verpisse mich langsam." Der Augenarzt sagt: „Hoffentlich lasst ihr euch bald mal wieder sehen", worauf der HNO-Arzt antwortet: „Ihr werdet jedenfalls von mir hören." Der Gynäkologe ruft zum Abschied: „Grüßt auch eure Frauen. Ich schaue bald mal wieder rein."

Konflikt der Generationen

Seit Jahrtausenden haben die ältere und die jüngere Generation typische Konflikte. Die Alten haben das Gefühl, dass die Jüngeren die alten Werte nicht respektieren und dass früher alles besser und schöner war. Die jüngere Generation hält die ältere für antiquiert und von gestern,sie rebelliert und provoziert. Schon Albert Einstein soll gesagt haben: „Die ärgerlichste Sache an der jüngeren Generation ist, dass ich nicht mehr dazugehöre."

Der tendenziöse Gehalt der folgenden Witze zeigt auf, dass sich der Autor allmählich identifikatorisch mit der Position der besserwisserischen und sich überlegen fühlenden älteren Generation anfreundet.

☞ In der U-Bahn fährt ein älterer Herr, der intensiv *Die Zeit* studiert. An der nächsten Haltestelle steigt ein Punker zu. Die Haare des jungen Mannes sind rot gefärbt, und er hat einen beeindruckenden Irokesenschitt mit kammartig steil nach oben stehenden Haaren. Der ältere Herr betrachtet diese Frisur immer wieder erstaunt. Der junge Punker motzt ihn provozierend an: „Na, Alter, was glotzt du so? Bist du nie jung gewesen? Hast du nie den Mut gehabt, mal was völlig Verrücktes zu machen?" Der Alte antwortet: „Doch, ich war mal jung, und ich habe mal was völlig Verrücktes gemacht. Ich habe mal ein Huhn gevögelt. Und jetzt überlege ich mir die ganze Zeit, ob du mein Sohn sein könntest."

☞ Der ältere Herr erinnerte sich später an seine Studienzeit. Er hatte einen Professor, den er einerseits schätzte, durch dessen manchmal überhebliche Arroganz er sich aber andererseits herausgefordert fühlte. Einmal ergab es sich, dass er neben diesem Professor im Pissoir stand. Die Gelegenheit nutzend, sagt er: „Endlich kann ich mir Ihnen gegenüber mal etwas herausnehmen." Der Professor antwortet jedoch ganz cool: „Sie werden auch diesmal den Kürzeren ziehen."

Ob das folgende Geschehnis der Biographie des älteren Herrn oder des Punkers zuzurechnen ist, ist nicht überliefert:

☞ Der Vater sitzt vor dem Fernseher und fordert seinen 14-jährigen Sohn auf, ihm ein Bier zu holen. Der Sohn reagiert etwas patzig: „Hab' keine Lust. Warum soll ich das immer machen? Du kannst dir doch dein Bier selber holen." Der Vater gibt ihm zurück: „Du hast die jüngeren Beine." Der Sohn stutzt, beginnt zu lachen und sagt: „Aber du bist doch der, der immer wieder sagt: Zuerst wird das Alte aufgebraucht."

Das Verhältnis von Großvater zu Enkel ist in der Regel unproblematischer, wie die folgende Begegnung zeigt:

☞ Der alte Großwildjäger erzählt zum wiederholten Mal seinem Enkel alte Geschichten: „Ich erinnere mich, als ich einmal mutig acht furchtbar wilden und hungrigen Löwen gegenüberstand, und ich hatte mein Gewehr nicht dabei, ich hatte nichts als mein Messer. Mein Leben war nicht mehr viel wert …"
Der Enkel unterbricht: „Aber Opa!? Letztes Mal waren es nur drei Löwen!" Der Großvater fährt fort: „Ja, aber da warst du noch zu klein, um die ganze schreckliche Wahrheit zu hören."
Am nächsten Abend ist der Opa nicht zuhause. Die Enkel bestürmen die Oma: „Erzähle uns doch mal wieder eine Geschichte!" – „Also gut", sagt die Oma. „Es war einmal ein großer, alter Schweinehund." – „Nein, nein!", rufen die Enkel. „Nicht immer nur von Opa erzählen! Erzähle uns lieber, wie du damals Hure in Chicago warst!"

Magisches Denken

Ureinwohnern von anderen Kontinenten wird magisches Denken zugeschrieben. Anstatt mit wissenschaftlichem Verstand die „wahren" Zusammenhänge zu erkennen, schreiben sie natürliche Phänomene Geistern und anderen übernatürlichen Ursachen zu.

Dass auch hochstudierte Ingenieure aus unserem Kulturkreis nicht frei von magischem Denken sind, zeigt die folgende Geschichte.

☞ Ein Physiker, ein Chemiker und ein Informatiker fahren zusammen im Auto. Plötzlich hören sie ein hässliches Geräusch aus dem Motorraum. Die Motorkontrolleuchte flackert, und das Auto kommt nach kurzer Zeit zum Stehen. Der Physiker analysiert die Lage: „Für mich als Physiker ist die Sache klar: Das ist ein physikalisches Problem. Genauer gesagt, ein mechanisches Problem. Ich tippe auf Kolbenfresser." Der Chemiker ist skeptisch: „Für mich als Chemiker sieht die Sache anders aus. Ich gehe von einem chemischen Problem aus. Vom ganzen Geräusch her würde ich sagen, dass irgendwo Säure ausgelaufen ist und dann sekundär den mechanischen Schaden verursacht hat." Der Informatiker unterbricht: „Also für mich als Informatiker stellt sich die Lage völlig anders dar. Ich schlage vor, wir schließen erst mal alle Fenster und öffnen sie wieder. Vielleicht läuft dann der Wagen wieder."

Männlichkeitsrituale

Männer haben manchmal merkwürdige Gewohnheiten und Rituale, um sich ihre Männlichkeit zu beweisen. Manche gehen mit Stieren in die Arena, andere jonglieren auf dem Dach von rasenden S-Bahnen und weichen geschickt der Oberleitung aus.

Die folgende Geschichte illustriert das manchmal tragische Ende männlicher Konkurrenz.

☞ Die Waldarbeiter sitzen im Wald. Sie haben Feierabend nach einem harten, gefährlichen Arbeitstag. Sie betonen immer wieder ihre Härte und Stärke. „Mit einem Messer im Rücken geht unsereiner noch lange nicht nach Hause", sagt der eine unter dem Beifall der anderen. Ein anderer kontert: „Du redest zuviel. Taten zählen, nicht Worte." Kaum gesagt, nimmt er sein Taschenmesser und rammt es sich in den Oberschenkel, so dass es stecken bleibt. Er nimmt dann völlig gelassen einen Schluck aus der Wodkaflasche und zieht das Messer wieder heraus: „Seht ihr, so was macht mir gar nichts aus." Ein anderer meint: „Du, das ist doch überhaupt nichts." Er schmeißt die Kettensäge an und beginnt sich ins Bein zu sägen. Ein Dritter, der schon ziemlich viel getrunken hat, lallt: „Das ist doch alles gar nichts! Ihr seid doch alle Schlappschwänze!" Er reißt dem einen Kettensäge aus der Hand, die Kettensäge heult auf, der Mann schwingt die Säge durch die Luft und – enthauptet sich selbst.

Die Runde schweigt betroffen, bis einer das Wort ergreift: „Schau mal an, der Franz! Als Kind hat er immer die Unterwäsche seiner Schwester getragen. Aber heute ist er gestorben wie ein richtiger Mann."

Markenzeichen

Firmen schützen Namen, die zu Markenzeichen geworden sind. Es ist klar, dass nicht jeder eine KFZ-Werkstatt aufmachen kann und einfach „Mercedes" dranschreiben darf. Amerikanische Psychotherapieschulen beginnen, Namen und wissenschaftliche Fachausdrücke warenrechtlich schützen und als Markennamen eintragen zu lassen. Wer dann dieses Wort in den Mund nimmt, muss sozusagen anschließend dafür Geld ausspucken.

Als mein polnischer Kollege Krzystof Klajs sein polnisches Milton-Erickson-Institut gründete, suchte er nach einem Institutssymbol. Aber welches Symbol gibt man einem psychotherapeutischen Hypnose-Institut? Das ist gar nicht so einfach. Er ließ seine acht Jahre alte Tochter Zosia ein Symbol aussuchen, und diese wählte den Storch. So ist also der Storch das Symbol für dieses Institut. Kris Klajs wird immer mal wieder gefragt: „Ja, warum ein Storch? Was hat dies mit der Idee des Instituts zu tun?"

Klajs gibt dann als Antwort folgende Geschichte zum Besten:

☞ Es war einmal vor vielen Jahrzehnten. Einem Geschäftsmann geht die Taschenuhr kaputt. Er befindet sich gerade in einer polnischen Kleinstadt mit hohem jüdischem Bevölkerungsanteil. Er sucht nach einem Uhrenladen, um seine wertvolle Taschenuhr reparieren zu lassen. Überall an den Geschäften hängen die Markenzeichen, die Handwerkersymbole. Ein großes Hufeisen zeigt die örtliche Schmiede an, eine Brezel den Bäcker, der Krug natürlich die örtliche Gaststätte. Schließlich findet er einen Laden mit einer riesigen Uhr im Schaufenster. Er geht hinein und möchte seine Uhr zur Reparatur geben. Die Frau hinterm Ladentisch sagt, dass hier keine Uhren repariert würden und ihr Mann kein Uhrmacher sei. Der Reisende ist verwundert. „Sie haben aber doch eine Uhr ausgestellt oder nicht? Was ist ihr Mann denn von Beruf?" Die Frau antwortet: „Mein Mann ist der Mohel, er ist der Beschneider, der die kleinen Buben beschneidet." Daraufhin fragt der Mann recht irritiert: „Aber weshalb haben Sie dann eine Uhr im Schaufenster?" Darauf die Frau: „Haben Sie einen Vorschlag, was wir ins Schaufenster hängen sollen?"

Therapeutische Metaphern

Unter Metaphern versteht man im therapeutischen Bereich Geschichten, die auf einer bildhaften Ebene eine Botschaft transportieren, die eher indirekt mitgeteilt werden soll. Der Klient sucht und findet dann die individuelle Bedeutung der Geschichte für seine Probleme oft von alleine.

Die folgenden Beispiele zeigen, dass diese Technik auch in anderen Bereichen Anwendung findet.

☞ Ein 85-jähriger jüdischer Mann heiratet eine 25-jährige Frau. Nach einem halben Jahr ist die Frau schwanger. Der Mann geht zu einem Rabbi, um Rat einzuholen: „Rabbi, was meinst du? Ist das Kind wohl von mir?"

Der Rabbi antwortet: „Dazu muss ich dir eine Geschichte erzählen. Ein älterer englischer Gentleman liebt die Großwildjagd. Er bucht eine Reise nach Afrika und geht dort auf die Jagd. Eines Morgens steht er früh auf und geht in den Dschungel auf die Pirsch. Mitten im Dschungel stellt er fest, dass er statt seines Jagdgewehrs seinen Regenschirm mitgenommen hat. Er hat nicht allzuviel Zeit, über seine Vergesslichkeit zu philosophieren. Plötzlich steht in unmittelbarer Nähe ein Löwe vor ihm, der unruhig mit seinem Schwanz peitscht. Reflexartig reißt der ältere Herr seinen Schirm hoch und legt an. Ein Knall ertönt, und der Löwe sinkt tot zu Boden."

Der Rabbi schweigt und schaut dem 85-jährigen Frager ins Gesicht. Dieser meint schließlich: „Aber das kann doch nicht sein!? Da muss doch einer von der Seite geschossen haben!"

Der Rabbi sagt: „So sehe ich das auch."

Jedoch nicht nur Rabbis, sondern auch christliche Geistliche utilisieren Metaphern und Gleichnisse ausgezeichnet, wie die folgende Geschichte aus Afrika zeigt.

☞ Ein Missionar ist in Schwarzafrika tätig. Er ist bereits fünf Jahre bei diesem Stamm. Die Frau des Häuptlings gebiert ihr drittes Kind. Das Kind ist jedoch von auffallend heller Hautfarbe. Der Häuptling zitiert den Missionar zu sich und beginnt: „Missionar. Schau dich einmal um. So weit ich sehe und soweit du siehst – alles nur völlig schwarze Menschen. Der einzige Weiße in der ganzen Gegend bist du. Nun – das Kind von meiner Frau ist irgendwie weiß. Wie ist dazu deine Meinung?" Der Missionar beginnt etwas zu schwitzen. Routiniert beginnt er nach einem Gleichnis zu suchen. „Häuptling", beginnt er. „Häuptling. Dort drüben am Hang sehe ich unsere Schafherde. Soweit ich schaue – alle Schafe sind weiß. Und doch – ein einziges Lamm ist schwarz." Der Häuptling wird etwas weiß im Gesicht und hat plötzlich ebenfalls Schweißperlen auf der Stirn: „O.k., o.k. Ich sage nichts. Und du sagst nichts."

Minimax-Interventionen

Im *M.E.G.a.Phon*, dem Newsletter der Milton Erickson Gesellschaft für Klinische Hypnose (M.E.G.), erscheint regelmäßig eine Rubrik: „Minimax-Interventionen". Autor ist der Hypnosetherapeut und Ausbilder für Klinische Hypnose Manfred Prior. Er beschreibt dort, wie mit minimalem sprachlichem Aufwand ein Maximum an therapeutischer Wirkung erzielt werden kann. Wenn ein Patient zum Beispiel sagt: „Ich bin immer so depressiv", empfiehlt Prior zu antworten: „In der Vergangenheit waren Sie oft so depressiv." Er stellt damit zum einen das „immer" in Frage und verlegt zum anderen die Depression andeutungsweise in die Vergangenheit.

Ob der Bankbeamte in der folgenden Geschichte Priors Minimax-Interventionen kannte, bevor er ein Kreditanliegen bearbeitete, ist nicht bekannt. Vielleicht hatte er zuvor auch ein Seminar über indirekte und metaphorische Techniken in der Wirtschaftskorrespondenz besucht.

☞ Ein Amerikaner schreibt an seine Bank, um seinen Überziehungskredit zu vergrößern. Die Bank schreibt zurück: „Sehr geehrter Herr, wir sind sehr besorgt über drei überzogene Konten bei unserer Bank. Ihr Konto, das Konto von Mexiko und das Konto von Brasilien – in dieser Reihenfolge."

Narrativer Ansatz –
Konstruktion von Weltbildern

Der narrative Ansatz wurde durch Michael White und David Epston in die Familientherapie eingebracht. White und Epston gehen davon aus, dass in Familien und auch in größeren Systemen die Wirklichkeit über Geschichten konstruiert wird. Diese Geschichten (oder manchmal auch Legenden) befinden sich im Umlauf, und das vergangene und gegenwärtige Verhalten wird dadurch erklärt und definiert. Der narrative Ansatz greift in der Therapie diese Geschichten auf und verändert sie dann. Die modifizierten Realitätskonstruktionen können dann zu den entsprechenden Änderungen im System und im Verhalten führen.

Es gibt hier Parallelen und Ähnlichkeiten mit der Hypnotherapie, die sowohl versucht, die Sprache des Klienten zu sprechen (siehe auch das Kapitel *Spreche die Sprache des Klienten* in diesem HaHandbuch), als auch über metaphorische Kommunikation Veränderungen zu induzieren.

Die folgenden Geschichten zeigen auf, dass diese Vorgehensweise auch in anderen Kontexten üblich ist.

☞ Stellen Sie sich folgende Situation vor: Ein Golfspieler steht bereit zum Abschlag am dritten Loch. Plötzlich hört er eine Stimme. Er sieht in der Nähe einen Frosch, und hört ihn sagen: „Nimm Driver! Nimm Driver!" Der Golfer ist sehr verwundert, lässt sich jedoch auf diesen merkwürdigen Rat ein. Er holt aus, der Ball fliegt und fliegt und – trifft direkt ins Loch. Ein „hole in one"! Der Mann setzt sich den der Frosch auf die Schulter und spielt weiter. Der Frosch sagt ihm jeweils, was und wie er schlagen soll. Trotz seines schlechten Starts an den ersten beiden Löchern stellt der Mann einen neuen Platzrekord auf. Grenzenlos glücklich kehrt er zum Clubhaus zurück. Plötzlich flüstert ihm der Frosch ins Ohr: „Casino, geh Casino! Geh Bank, hol Geld! Geh Casino!" Der Mann geht auf die Bank und holt alles Geld, was er in seinem Kreditrahmen bekommen kann. Im Casino angekommen, flüstert der Frosch: „Roulette! Jetzt Roulette!" Der Mann geht zum Roulettetisch, und der Frosch flüstert: „Alles 17. Alles 17." Der Mann zögert etwas, aber der Frosch wiederholt: „Alles 17! Alles 17!" Dem Mann zittern die Beine, aber er setzt alles auf die 17. Am Spieltisch sammeln sich die Zuschauer. Eine große Summe sitzt auf der 17. Die Kugel rollt und rollt und – sie bleibt auf der 17 liegen. Der Mann ist auf einen Schlag um 500 000 englische Pfund reicher. Der Frosch flüstert ihm ins Ohr: „Jetzt Hotel! Hotel! Hilton Hotel!" Der Mann fährt mit dem Frosch ins Hilton Hotel und nimmt ein Zimmer. Kaum auf dem Zimmer, flüstert der Frosch: „Minibar! Eisfach Mini-Bar!" Der Mann zögert und ist sehr verwundert. Er öffnet die Minibar und das Eisfach und traut seinen Augen nicht: Ein Paket mit einem Kilogramm reinem Kokain. Ihm wird schier schwindlig. Aber der Frosch lässt ihm keine Zeit: „Nimm Kokain! Nimm Kokain! Jetzt Kokain!" Der Mann hat nichts mit Drogen und Kokain am Hut, aber der Frosch hat ihn bisher so gut beraten. Er nimmt Kokain und fühlt sich schnell sehr gut und stark. Der Frosch spricht schon wieder zu ihm: „Jetzt küss mich! Küss mich!" Der Mann küsst den

Frosch. Ein Zischen geht durch den Raum. Der Frosch hat sich mit einem Schlag in eine wunderschöne junge Frau in schwarzen Dessous verwandelt. Die Frau schubst den Mann sofort aufs Bett und beginnt ihn zu entkleiden.

Und dies, Hohes Gericht, war exakt die Situation, in der sich mein Mandant wiederfand, als er verhaftet wurde: Er war in einem Hotelzimmer mit 500 000 englischen Pfund in bar, einem Kilogramm Kokain und einer 17-jährigen Prostituierten im Bett.[25]

Anwälte mit derartiger „narrativer Potenz" sind in bestimmten Situationen gesucht und gefragt.

☞ Stellen Sie sich folgende Situation vor: Überfall auf eine Tankstelle. Zufällig kommt die Polizei dazu und verhaftet den 18-jährigen Täter an Ort und Stelle. Die Polizei führt ihn in Handschellen zum Polizeifahrzeug. Der junge Mann will sofort einen Rechtsanwalt sprechen. Der Polizist fragt ihn amüsiert: „Mein lieber Freund. Wir haben dich auf frischer Tat ertappt. Es gibt hier mehrere Zeugen. Was glaubst du, was da ein Rechtsanwalt noch sagen kann?" Der Täter antwortet: „Darauf bin ich ja auch schon gespannt."

☞ Viele, viele Jahre früher zu einer ganz anderen Zeit, ebenfalls im Gerichtsaal. Angeklagt ist ein Malergeselle. Er wurde von einer adligen älteren Dame und Hauseigentümerin angezeigt. Der Malergeselle hatte im Rahmen der Hausrenovierung die Fensterläden neu gestrichen. Laut Anzeige der alten Dame habe er während der Arbeit an ihrem Haus so unflätig geflucht und so schlimme Worte verwendet, dass sie es als Erregung öffentlichen Ärgernisses betrachte. Vor Gericht streitet der Geselle alles ab. Es sei kein böses Wort gefallen. Der Richter fordert ihn auf, den Sachverhalt aus seiner Perspektive zu schildern. Der Malergeselle beginnt: „Herr Richter, ich stand auf dem Gerüst und bückte mich gerade über den Farbeimer. Die Farbe musste im Farbton noch etwas abgestimmt werden. Über mir auf dem Gerüst arbeitete der Blechner. Er reparierte einige Löcher in der Dachtraufe. Und wie ich mich gerade über meinen Eimer bückte, fiel ein Tropfen heißer Lötzinn genau in mein Genick. Und, Herr Richter, alles, was ich sagte, war: ,Bitte, lieber Paul, sei nächstes Mal etwas vorsichtiger!'"

Es ist sicher ein Zufall. Aber auch bei der dritten Geschichte spielt ein Jurist eine Rolle:

☞ Das Ganze ereignete sich um die Jahrhundertwende in den USA. Ein respektierter Rechtsanwalt im Wilden Westen musste seinen Lebenslauf für eine Versicherung ausfüllen. Und dann kam jene Frage:

„Todesursache des Vaters?" Das war nun etwas problematisch. Der Jurist wollte nicht schreiben, dass sein Vater wegen Viehdiebstahl aufgehängt wurde. Er löste das Problem wie folgt:

Mein Vater starb, während er an einer öffentlichen Zeremonie teilnahm. Er wurde getötet, als die Plattform unter ihm nachgab.

Neid und Geiz

Neid gilt nicht gerade als Tugend, ist jedoch ein gängiges Gefühl in unserer Gesellschaft. Viele verstecken ihren Erfolg, um nicht Gegenstand von Neid zu sein. Geiz ist eine Persönlichkeitseigenschaft, die ähnlich wie neidvolle Reaktion kein gutes Image haben. Die folgende Geschichte habe ich dem geistreichen Witzbuch von Rabbi Telushkin entnommen.[26]

Sie zeigt die Beziehung zwischen Neid und Geiz auf und wie kreativ man damit umgehen kann.

☞ Ein sehr reicher amerikanischer Geschäftsmann hat noch nie etwas für Wohlfahrtszwecke gestiftet. Schließlich besucht ihn eine Delegation einer Wohlfahrtsorganisation und sagt: „Wir haben uns über Sie informiert, und wir wissen alles über Sie. Sie haben nicht nur dieses Haus, sondern auch ein Haus am Strand in San Diego und ein Chalet in der Schweiz. Sie fahren einen Mercedes S-Klasse, Ihre Frau ein Porsche-Cabrio. Und wir wissen, dass Sie allein dieses Jahr zwölf neue Filialen eröffnet haben." Der reiche Goldstein antwortet unterkühlt: „Sie glauben also wirklich, dass Sie alles über mich recherchiert haben. Aber Sie haben wohl nicht herausgefunden, dass meine Mutter seit drei Monaten im Krankenhaus liegt. Sie hat gravierende Herzprobleme. Und Sie haben offensichtlich keine Ahnung, was die Rundumversorgung in so einem Fall kostet. Mein Bruder ist arbeitslos, lebt im Obdachlosenasyl und ist wegen einer langen Krankheit nicht mehr versichert. Meine Schwester ist mit einem Alkoholiker verheiratet und hat selbst keinen Beruf. Sie hat zwei Kinder, und ich bin der Pate. Sie wissen vielleicht, was Colleges kosten. Und da muss ich Ihnen einfach sagen: Ich gebe keinen Pfennig, weder meiner Mutter noch meinem Bruder noch meiner Schwester. Und da glauben Sie, dass ich Ihnen etwas gebe?"

Einige Jahre später und um viele erfolgreiche Börsenspekulationen reicher, murmelt der unterdessen steinreiche Goldberg vor sich hin: „Was habe ich von meinen Dampferlinien, meinen Ölfeldern, meinen Warenhausketten und meinen Millionen von Dollars, wenn meine Mutter und der Rest der Familie in einem erbärmlichen Obdachlosenheim vor sich hin vegetieren."

Ob in der folgenden Geschichte Geiz im Spiel war oder nüchterner Realismus, möge der Leser entscheiden.

☞ In einem bayerischen Dorf ist der Kirchturm vom Blitz getroffen worden und abgebrannt. Der Pfarrer besucht die Gemeindemitglieder, um Geld für den Wiederaufbau zu sammeln. Der alte Alois Hinterhuber schüttelt den Kopf: „Naa, Hochwürden, an Hausherrn, der wo sei eigens Haus o'zündt, dem gib i nix!"

Offene Ehe

Die offene Ehe war der Titel eines Buches des Ehepaares Nena und George O'Neill. Sie progagierten in diesem Bestseller einen neuen Typ der Monogamie, in dem Außenbeziehungen erlaubt sind und die Partner sich darüber informieren. Richtig ist, dass sich das Buch auch nach dem Scheitern der Ehe der Autoren weiterhin gut verkaufte. Falsch jedoch ist vermutlich der Bericht, dass George O'Neill bei Autorenlesungen dieses Buch nicht mehr mit „Die Zweitfrau – die schönste Nebensache der Welt" als Widmung versah, sondern stattdessen „Wer nach allen Seiten offen ist, kann nicht ganz dicht sein" verwendete.

Weniger bekannt ist, dass bereits rund 100 Jahre vorher in einer kleinen polnischen Stadt ein Ehepaar dieses Konzept vorlebte.

☞ Die Geschichte spielt in St. Petersburg, vor über 100 Jahren. Es gab noch kein Telefon, noch keine Autos und natürlich schon gar keine Handies. Piotr, ein Geschäftsmann aus einer polnischen Kleinstadt, ist schon seit vielen Wochen in St. Petersburg. Die Geschäftsverhandlungen ziehen sich und ziehen sich. Längst wollte er wieder zuhause sein. Er würde auch zu gerne wissen, wie es seiner Familie daheim geht. Zufällig begegnet Piotr in einem Bankhaus einem gerade angereisten Geschäftsmann aus seiner Heimatstadt. Er stellt dem Neuankömmling sofort die Frage: „Was gibt es Neues in unserer Stadt?" Der andere mit Namen Woitek meint, dass es absolut nichts Erwähnenswertes gebe. Das stellt Piotr jedoch nicht zufrieden, er hakt immer wieder nach: „Aber in zehn Wochen muss doch irgend etwas Neues passiert sein!" Irgendwann erwähnt Woitek, es sei einmal ein Hund überfahren worden. „Ein Hund ist überfahren worden?", sagt Piotr mit erstaunter Stimme. „Wer fährt denn da so schnell, dass ein Hund überfahren wird?"

„Ja, die Feuerwehr ist ausgerückt", bekommt er von Woitek zur Antwort.

„Die Feuerwehr ist ausgerückt? Und du sagst mir, es gibt nichts Neues? Wieso ist denn die Feuerwehr ausgerückt?", hakt Piotr nach.

Woitek: „Ja, es hat halt gebrannt im Ort!"

„Es hat gebrannt? Und du sagst, es gibt nichts Neues! Wo hat es denn gebrannt?", will Piotr gespannt wissen.

Woitek: „Ja, im Haus von deinem Schwiegervat…"

„Im Haus von meinem Schwiegervater?! Um Gottes willen, was ist denn da passiert?!", unterbricht Piotr mit erregter Stimme.

Woitek: „Ja, denen ist eine Kerze umgefallen, und dann hat es zu brennen begonnen."

„Eine Kerze? Mitten im Sommer? Es wird ja kaum dunkel. Was machen denn die mit Kerzen mitten im Sommer?", fragt Piotr etwas verwirrt und ratlos.

Woitek: „Ja, da war halt eine Begräbnisfeier."

„Eine Begräbnisfeier?!" Piotrs Stimme überschlägt sich. „Begräbnis? Um Gottes willen, wer ist denn gestorben?"

Woitek: „Dein Schwiegervater."

„Oh Gott! Der Mann war doch kerngesund. Woran ist er denn gestorben?", forscht Piotr nach.

Woitek: „Du, der hat sich wahnwitzig aufgeregt. Er hat sich so irrsinnig aufgeregt, dass er eine Herzattacke bekam und einfach tot umfiel."

„Herzattacke? Aufgeregt? Der Mann ist doch die Ruhe selbst! Der hat sich doch noch nie über was aufgeregt. Über was hat der sich denn so aufgeregt?", fragt Piotr.

„Wegen seiner Tochter. Also, also deine Frau ... Also seine Tochter hat ein Verhältnis mit einem anderen Mann, und da hat ..."

Piotr unterbricht: „Meine Frau. Ein Verhältnis. Ja das ist doch nichts Neues!"

„Sag ich doch schon die ganze Zeit. Es gibt nichts Neues."

Ödipuskomplex

Laut Freud begehrt das Kind den gegengeschlechtlichen Partner und rivalisiert mit dem gleichgeschlechtlichen. Schließlich überwindet das Kind diese Phase und identifiziert sich mit dem gleichgeschlechtlichen Elternteil. Das unvollständige Durchlaufen dieser ödipalen Phase kann laut psychoanalytischer Theorie zu verschiedenen Symptomen und Störungen führen. Das zeigen auch die folgenden Geschichten:[27]

☞ Drei Mütter treffen sich. Sie gingen einst auf dasselbe College. Es gibt viel zu erzählen. Bald kommt das Gespräch auf die Kinder. In begeisterten Beschreibungen schildern sie die Vorzüge und die Karrieren, die ihre Söhne gemacht haben. Die Erste erzählt, dass ihr Erstgeborener Medizin studiert habe und unterdessen ein berühmter Professor und Chefarzt sei. Die Zweite kontert damit, ihr Sohn habe acht Bücher geschrieben, und eines davon sei in siebzehn Sprachen übersetzt worden. Die Dritte lächelt etwas und meint: „Das ist ja alles gut und recht. Mein Sohn geht bereits seit sieben Jahren wöchentlich in Psychoanalyse, und er spricht jede Stunde nur von mir."

Unklar bleibt dabei, ob es sich bei letzterem Sohn um jenen jungen Mann handelt, der mit 16 zu einem psychoanalytisch arbeitenden Jugendlichen-Psychotherapeuten ging. Nach dem Erstgespräch löcherte ihn seine Mutter mit Fragen, was der Therapeut gesagt und gefragt habe. Der Sohn berichtete schließlich, dass der Therapeut meine, er habe einen Ödipus-Komplex. Die Mutter hat darauf erwidert: „Ach was, Ödipus-Schnödipus. Hauptsache ist, du hast deine Mama lieb!"

Operationen und schnellere Wundheilung durch Hypnose

Vor Erfindung der chemischen Anästhesie wurden auch große Operationen unter Hypnose durchgeführt, wie das Buch des englischen Chirurgen James Esdaile von 1846 zeigt.[28] Die letzten Jahre gab es erfolgreiche Selbstversuche von Ärzten und Psychologen auch bei Bauchoperationen. Im zahnärztlichen Bereich wird die Nutzung der Hypnose bei zahnärztlichen und kieferchirurgischen Eingriffen mehr und mehr üblich. Eine erfreuliche Nebenwirkung dabei ist die schnellere Wundheilung. Der Autor dieses Buches hat sich unter Hypnose – ohne Spritze – an einem Vormittag drei Weisheitszähne ziehen lassen. Nachmittags war er wieder in seiner psychotherapeutischen Praxis tätig. Es traten keinerlei Schwellungen und keine Nachbeschwerden auf.[29]

Dass jedoch sowohl die moderne Medizin wie auch die traditionsreiche Hypnose manchmal an tragische Grenzen stoßen, werden wir gleich sehen.

☞ Dr. Jones ist ein Genie auf dem Gebiet der Gliederchirurgie. Er hat sich spezialisiert auf das Annähen von abgetrennten Gliedern. Seine feinmotorischen Fähigkeiten sind unter Kollegen legendär. Man behauptet, er könne rechts wie links hinter seinem Rücken mit einer Hand in einer Streichholzschachtel einen Operationsfaden verknoten und wieder öffnen. Dazu hat er sich noch auf Hypnose spezialisiert, und die Schnelligkeit der von ihm suggerierten Wundheilungen verblüfft immer wieder aufs Neue.

Dr. Jones arbeitet in Kanada in der Nähe eines großen Militärstützpunktes, hat jedoch sehr häufig verletzte Holzfäller aus den riesigen Wäldern Kanadas zu betreuen.

Trotz seiner unglaublichen Behandlungserfolge belegte Dr. Jones jedoch einmal nur den zweiten Platz bei einem internationalen Vergleich der besten Militärchirurgen. (Aber dazu werden wir später noch kommen.)

Eines Tages sitzen wieder einmal zwei Holzfäller in der Notfallambulanz. Der eine, mit Namen Joe, hatte sich den Arm abgehackt und Jim, der andere, begleitet ihn. Beide arbeiten in den weitläufigen städtischen Parkanlagen, in die auch die Kliniken und die Universität eingegliedert sind. Den abgetrennten Arm haben die beiden in einer Plastiktüte dabei. Dr. Jones beschaut sich die Lage und schickt Jim zurück an die Arbeit: „In vier bis fünf Stunden können sie wiederkommen und ihren Freund mitnehmen!" Jim schaut ungläubig, aber Dr. Jones beteuert, dass die Sache operationstechnisch überhaupt kein Problem sei. Dazu könne durch hypnotische Suggestionen über Zeitverzerrungseffekte die Heilungszeit von mehreren Tagen auf einige Stunden kondensiert werden. Der Holzfäller geht mit skeptischem Blick in die Stadt und kommt etwa sechs Stunden später wieder. Sein verletzter Kollege ist jedoch nicht mehr auf der Station, sondern in der Cafeteria und spielt mit dem angenähten Arm bereits wieder Dart.

Einige Wochen vergehen, und die beiden sind wieder beim Holzfällen. Ein Stamm ist verdreht und das Holz eisenhart, die Kondition lässt langsam nach. Ein Moment der Unachtsamkeit – wieder erwischt es Joe. Diesmal ist alles noch schlimmer. Das rechte Bein ist glattweg abgehackt.

Joe packt das Bein wieder in eine Plastiktüte, und kurz darauf sitzen die beiden wieder bei Dr. Jones. Dieser sagt: „Beine sind etwas komplizierter, es dauert wohl etwas länger. Kommen sie in sechs Stunden wieder." Diesmal kommt Jim pünktlich, aber wieder ist Joe nicht mehr auf der Station. Dr. Jones strahlt: „Alles lief optimal, und Joe hatte jetzt auch schon die hypnotische Vorerfahrung. Übrigens, er ist unten im Freigelände und spielt schon wieder etwas Fußball."

Einige Monate später gibt es wirklich einen schrecklichen Unfall. Wieder erwischt es Joe – er verliert seinen Kopf. Jim packt den Kopf in eine Plastiktüte und steht damit schließlich vor Dr. Jones. Diesmal schaut selbst Dr. Jones sehr besorgt: „Köpfe – das ist extrem problematisch, möglicherweise werden doch Lähmungen zurückbleiben. Kommen Sie morgen wieder. Ich tue mein Bestes." Jim kommt einen Tag später, und Dr. Jones sagt: „Es tut mir leid, aber Joe ist tot." Jim schluckt. Joe war sein bester Freund. Schließlich sagt er zu Dr. Jones: „Ist schon o.k. Sie sagten ja bereits, dass das mit dem Kopf extrem schwierig ist."

„Nein, nein", sagt der Chirurg, „das Annähen wäre chirurgisch wohl kein Problem gewesen. Aber Joe war bereits in der Plastiktüte erstickt."

☞ Wegen seiner herausragenden Operationstechnik wird Dr. Jones auch oft auf Internationale Chirurgen-Kongresse eingeladen. So vertritt er Kanada und die USA auf einem kleinen Elite-Kongress der besten Militärchirurgen. Abends an der Bar sitzen Dr. Jones, Dr. K. Laschnikoff aus Russland und Dr. Ansgar U.F. Schneider vom Bundeswehrkrankenhaus in Koblenz. Einerseits wird gefachsimpelt, andererseits wird der eine oder andere Medizinerwitz zum Besten gegeben. Sowohl der russische Kollege wie auch Dr. Jones sprechen ausgezeichnet Deutsch. So kann Dr. A.U.F. Schneider einen seiner Lieblingswitze zum Besten geben: Wie heißt der männliche Oberschenkelhalsbruch auf japanisch? Kniggi Knaggi Nabeisaki.[30] Bald geht es jedoch um besonders spektakuläre Fälle. Der russische Kollege berichtet von einem Rekruten, der ein ausgezeichneter Pianist war. In einer Übungssituation wurden jedoch seine begnadeten Hände von einem Panzer überrollt. Von den Händen war praktisch nichts mehr übrig. Dr. K. Laschnikoff erzählt stolz, dass dieser Mann nach einer glänzenden Heilung vor kurzem den Chopin-Preis gewonnen habe. Dr. Jones meint, das sei nichts Ungewöhnliches. Er berichtet von einem Soldaten, der bei einer nächtlichen Übung vom Zug überrollt wurde und beide Beine verlor. Der Soldat war einer der größten Olympiahoffnungen im 100-Meter-Lauf. Jetzt habe er bei den Weltmeisterschaften immerhin wieder die Bronzemedaille gewonnen. Dr. Schneider von der Bundeswehr erklärt: „Kollegen, dies liegt alles noch im Bereich des Normalen. Solche Fälle kann ich auch erzählen. Ungewöhnlich dagegen ist der Fall eines jungen Soldaten. Beim Versuch, eine alte Fliegerbombe aus dem Zweiten Weltkrieg zu entschärfen, ist der Mann in die Luft geflogen. Von dem Soldaten war praktisch nur noch das Arschloch übrig. Ich habe ihn wieder zusammengeflickt – und heute dient der Mann wieder als Hauptmann bei der Bundeswehr."

Ob es sich beim folgenden Witz um ein Phänomen hypnotischer Zeitverzerrung oder um ein Phänomen deutscher Dienstleistungsmentalität handelt, bleibt unklar.

☞ Die Sprechstundenhilfe kommt ins Wartezimmer und fragt: „Wo ist denn der junge Mann, der einen neuen Verband wollte?" Antwort aus dem Wartezimmer: „Der ist gegangen, die Wunde war inzwischen verheilt."

Orgasmustraining oder „Es kommt"

Das Thema Orgasmus wird in Illustrierten von *Bild der Frau* bis *zu Schöner Wohnen* immer wieder beleuchtet. SexualtherapeutInnen haben spezielle Programme entwickelt, damit es Mann und Frau besser und tiefer „kommt". Bezüglich des Wortes „kommt" gibt es der Relevanz des Themas angemessen ein Unzahl von Witzen, die sich interessanterweise auch in andere Sprachen übersetzen lassen. Mit ungarischen Kolleginnen hatte ich am Rande einer Konferenz einmal eine aufschlussreiche Diskussion. In der ungarischen Sprache gibt es diese Doppelbedeutung bei dem Wort „geht". Wir konnten uns letztlich nicht ganz einig werden, ob der Ungar und die Ungarin ein anderes Verständnis oder gar Erleben der Sexualität haben, was sich in diesem kleinen sprachlichen Unterschied widerspiegelt. Vielleicht „kommt es" auch hier zur Frage: Formt das Sein das Bewusstsein oder das Bewusstsein das Sein?

Risiken und Chancen eines erfolgreichen Orgasmustrainings verdeutlicht folgende Geschichte:

☞ Ein Lastwagenfahrer kommt über den Hügel und sieht mitten auf der Straße einen Mann und eine Frau, die miteinander schlafen. Er hupt und hupt, schließlich bremst er und kommt gerade noch zum

Stehen. Verärgert sagt er zu dem Mann: „Ich hätte sie beinahe überfahren und sie getötet!" Der Mann steht auf und sagt noch etwas benommen: „O.k., reg dich nicht auf. Ich bin gekommen, sie ist gekommen, und du bist gekommen. Aber du warst der einzige mit Bremsen!"

Ob die Frau in der folgenden Geschichte eine sexual-therapeutische Ausbildung hatte, ist meines Wissens nicht überliefert.

☞ Der Mann ruft aus dem ersten Stockwerk durchs Treppenhaus ins Erdgeschoss: „Ist der Brief-träger schon gekommen?"
Die Frau ruft zurück: „Nein, aber er atmet schon heftig."

☞ Wie ist die Definition einer Orgie? Das ist eine Party, bei der jeder kommt.

Einer der brillantesten Witze mit diesem Wortspiel kommt aus dem Amerikanischen. Er ist in der ame-rikanischen Ausgabe des ersten HaHandbuchs der Psychotherapie enthalten. Vorausschicken muss ich etwas, was man mir auch erst vorab erklären musste: Wenn jemand in Amerika total überrascht ist, dann ruft er unter Umständen aus: „Holy Mackerel!" –

„Heilige Makrele". Vielleicht ließe sich das noch am ehesten mit „Heiliger Bimbam" übersetzen, ein Ausdruck, der in einigen Teilen von Deutschland bekannt ist.

Der Witz geht so:

☞ Der Lehrer nimmt in den USA im Geschichtsunterricht die Schlacht am Little Big Horn durch. Er bespricht, wie General Custer die Schlacht gegen die Indianer verlor. Anschließend soll die Klasse mit den zehn- bis elfjährigen Jungens dieses geschichtliche Ereignis künstlerisch umsetzen. Die Jungens malen Bilder mit General Custer auf dem Pferd, Indianer mit Pfeil und Bogen oder General Custer, von Indianerpfeilen durchbohrt. Ein Junge malt ein merkwürdiges Bild. In der oberen Bildhälfte schwebt ein großer Fisch, darüber ein Heiligenschein und darunter eine Menge Indianer, die miteinander kopulieren. Der Lehrer ist erschüttert: „Das ist eine ganz große Schweinerei! Ich werde deine Eltern in die Schule einbestellen müssen. Das hat nichts mit General Custer und nichts mit der amerikanischen Geschichte zu tun!"

Der Schüler unterbricht den Lehrer und meint: „Aber das hat doch mit General Custer zu tun! General Custer sagte damals: ‚Holy Mackerel, this fucking Indians are coming and coming!'"[31]

Ein weiteres Beispiel:

☞ Ein Huhn und ein Ei liegen zusammen im Bett. Das Ei sieht frustriert aus, und das Huhn raucht eine Zigarette, hat ein entspanntes Lächeln auf dem Gesicht und meint zufrieden: „Nun, ich denke, wir haben die Frage beantwortet."

Pädophilie

Von Pädophilie spricht man, wenn sich der Geschlechtstrieb von Erwachsenen auf Kinder richtet. Psychotherapeuten, die mit Tätern arbeiten, kennen das Phänomen, dass Pädophile gegenüber ihrem Opfer manchmal eine romantische Liebe empfinden. Sie sind in dieser Frage Argumenten schwer zugänglich und blenden völlig aus, was sie dem Opfer zufügen und mit ihrem Verhalten anrichten.

In älteren Witzbüchern bis in die 70er Jahre finden sich Witze, die auf Kosten der Opfer gehen und bei denen es offensichtlich ist, dass die traurige Existenz, Relevanz und Tragweite des Missbrauchs vieler Kinder ausgeblendet waren. Unterdessen liest und sieht man Berichte, die viele hilf- und fassungslos machen.

Schwarzer Humor drückt oft das Bedürfnis und den Versuch aus, noch irgendwie Distanz und damit auch die Hoffnung auf Handlungsfähigkeit gegenüber unfasslichem Geschehen zu gewinnen.

Die folgenden Witze, die ich Witzbüchern jüngeren Datums fand, sind, dem Thema angemessen, rabenschwarz.

☞ Woran ist Woody Allens neue Freundin gestorben?
Plötzlicher Kindstod.

☞ Was ist der Unterschied zwischen einem Pädagogen und einem Pädophilen?
Der Pädophile liebt das Kind.

☞ Inzucht – das Spiel für die ganze Familie.

Parapsychologie und übernatürliche Phänomene

Die Parapsychologie beschäftigt sich mit übernatürlichen Phänomen wie Telepathie, Telekinesie, Besessenheit von Geistern, usw.

☞ Auf einer Konferenz zu übernatürlichen Phänomenen führt der Tagungsorganisator zu Beginn im Plenum eine kleine Befragung durch. Die erste Frage:

„Wer von Ihnen hat schon einmal einen Geist gesehen?" Die meisten Zuhörer heben die Hand. „Und wer hat schon einmal eine Interaktion mit einem Geist gehabt?" folgt als zweite Frage. Die Hälfte der Hände bleibt unten. Als Drittes wird gefragt: „Und wer hat schon einmal körperlichen Kontakt mit einem Geist gehabt?" Drei Hände bleiben oben. Man hört ein intensives Gemurmel im Saal. „Das ist ja sehr interessant! Wir werden im Verlauf der Tagung sicher darauf zurückkommen", sagt der Organisator. „Aber lassen Sie mich noch etwas anderes fragen und ein Tabuthema ansprechen: Wer war schon einmal intim mit einem Geist?" Eine Hand hebt sich.

Heftiges Gemurmel im Saal, und der Tagungsorganisator meint: „Herr Kollege, können Sie uns später berichten, wie das war mit ihrer sexuellen Beziehung zu diesem Geist?" Der Mann, der eben noch die Hand oben hatte, wird verlegen und sagt: „Oh, tut mir leid, ich habe mich verhört. Ich hatte ‚Geiß' verstanden."[13]

Penisneid vs. Gebärneid

Laut Sigmund Freud reagieren Mädchen auf die Entdeckung des kleinen Unterschiedes mit einer Neidreaktion, die später zu Konkurrenzverhalten gegenüber Männern führen kann. Psychoanalytikerinnen sprachen später darüber, dass, wenn es überhaupt einen Neid zwischen den Geschlechtern gibt, er dann in Form eines Gebärneides der Männer gegenüber den Frauen besteht.

An dieser Stelle können wir das Entweder-Oder nicht letztinstanzlich klären. Allerdings registrierte ich erst anlässlich der Schwangerschaft meiner Frau mit unserem dritten Kind, dass ich schon wieder auf unerklärliche Weise zunahm. Vielleicht gibt es doch einen unbewussten Neid des Mannes, dass die Frauen etwas schaffen, was Hand und Fuß hat.[32]

Den folgenden Witz hat mir ein Kollege aus Rom erzählt, der ab und zu auch mit dem Vatikan zu tun hat. Da dieser Witz in keinem meiner zahllosen Witzbücher enthalten ist, frage ich mich nun, ob er vielleicht im Vatikan entstanden ist.

Ursprünglich wollte ich den Witz unter dem Stichwort „Heilen ohne Auftrag" einordnen. Der Heidelberger Analytiker und Familientherapeut Fritz Simon hat mir jedoch überzeugend dargelegt, dass man damit auch das Thema „Gebärneid" und vieles andere mehr in neuem Licht erscheinen lassen kann.

☞ Maria und Joseph machen sich Sorgen. Jesus ist bereits 15 Jahre alt und sitzt meist daheim und grübelt. Er geht wenig unter die Leute und scheint kaum an

Mädchen interessiert zu sein. Maria und Joseph fragen sich, ob das alles noch auf den richtigen Weg führen wird. Sie beraten sich und beschließen, Maria Magdalena einzuladen. An besagtem Abend eröffnen sie Jesus, dass sie für einige Zeit weggehen müssen, jedoch Maria Magdalena während ihrer Abwesenheit als Gast eingeladen sei. Sie fordern Jesus auf, ein guter Gastgeber zu sein. Dann verlassen die beiden das Haus und verstecken sich rund 200 Meter entfernt. Sie sind gespannt, ob Maria Magdalena erfolgreich ist, Jesus auf den richtigen Weg zu führen. Schon etwa eine halbe Stunde später öffnet sich die Haustür und Maria Magdalena verlässt hysterisch kreischend das Haus: „Er hat mich ruiniert! Er hat mich ruiniert!" Sie schreit nur immer wieder den einen Satz und lässt sich nicht aufhalten. Maria und Joseph sind aufs Äußerste überrascht und geschockt. Sie können sich beim besten Willen nicht vorstellen, wie Jesus Maria Magdalena ruiniert haben könnte. Schließlich ist Maria Magdalena eine sehr lebenserfahrene Frau. So gehen schließlich Maria und Joseph eilig ins Haus zurück. Sie treffen dort Jesus an. Er wirkt sehr betroffen und sagt: „Ich habe es doch nur gut gemeint." Auf die Frage, was denn geschehen sei, berichtet Jesus: „Ich weiß auch nicht so genau. Maria Magdalena hat sich neben mich gesetzt und mich an der Wange gestreichelt. Da habe ich sie an ihrer Wange gestreichelt. Sie hat mich angelächelt und mir bestätigend zugenickt. Dann hat sich mich vorne an der Brust gestreichelt. Da habe ich sie auch vorne an der Brust gestreichelt. Sie hat mich wieder strahlend angelächelt und genickt. Weiter hat sie mich am Po und der Hüfte gestreichelt und schließlich auch vorne. Da habe ich sie auch am Po und auch vorne gestreichelt. Sie hat immer nur gelächelt und genickt. Sie hat wirklich immer nur genickt. Ja – und da habe ich diese Wunde entdeckt. Und da habe ich sie geheilt."

Diese Geschichte beleuchtet nicht nur das Thema Gebärneid, sondern wirft auch ein völlig neues Licht auf die besondere Beziehung Jesu zu Maria Magdalena.

In einem jüdischen Witzbuch fand ich noch Folgendes zur weiteren Entwicklung:

☞ Woher wissen wir, dass Jesus Jude war? Er war 30, nicht verheiratet und lebte immer noch bei seiner Mutter. Beruflich folgte er seinem Vater, glaubte, seine Mutter sei eine Jungfrau, und die Mutter dachte, er wäre Gott.

Positives Denken und Autosuggestion

Der franzöische Apotheker Coué begründete eine besondere Methode der Autosuggestion und des positiven Denkens. Die Patienten mussten täglich intensiv
und zwanghaft Sätze wiederholen wie: „Von Tag zu
Tag geht es mir in jeder Weise besser und besser."
Einen kleinen Hinweis darauf, wie anstrengend diese
Haltung sein kann, gibt die folgende Geschichte.

☞ Eine Gruppe alter Männer sitzt im Kaffee und
diskutiert die Weltlage, und wie üblich sehen sie alles
sehr pessimistisch. Früher war ohnehin alles besser,
und wenn man die heutige Jugend betrachtet, da
kann man für die weitere Entwicklung nur schwarz
sehen.

Eines Morgens überrascht einer die anderen und
sagt: „Wisst ihr was?! Ich bin Optimist." Die anderen
schauen ihn ganz schockiert an, und einer sagt: „Hör
mal, für einen Optimisten siehst du aber sehr besorgt
aus."

Der Alte gibt zur Antwort: „Hast du eigentlich eine
Ahnung, wie anstrengend es ist, optimistisch zu
sein?"[33]

PR und Marketing

Nachdem das Leben als Psychotherapeut mit Niederlassungsbeschränkungen und fallenden Therapiehonoraren nicht mehr die alte Attraktivität besitzt, gehen einige Psychologen in die Wirtschaft und spezialisieren sich auf Marktforschung, Öffentlichkeitsarbeit, Werbung und Marketing. Wie traditionsreich dieser Tätigkeitsbereich ist, wissen die wenigsten:

☞ In der Wüste. Zwei Staubwolken, eine vorne und eine weiter hinten. Die erste Staubwolke: Moses mit den Israeliten. Die zweite: die Ägypter, die sie verfolgen.

Die Israeliten erreichen das Meer. Moses ruft laut: „Joshua! Joshua?" Joshua, der PR-Experte von Moses, kämpft sich durch die Reihen und steht schließlich vor Moses. „Wo sind die Boote, die du bestellen solltest?" Joshua fällt verzweifelt auf die Knie: „Um Gottes willen, das habe ich komplett vergessen!"

Moses ist sehr erregt und sagt: „Und was soll ich jetzt tun? Soll ich auch auf die Knie fallen und Gott bitten, dass er das Meer teilt, wir trockenen Fußes hinübergehen können, und wenn dann die Feinde kommen, schlägt das Meer über ihnen zusammen und ertränkt sie? Oder was denkst du, was wir jetzt noch tun können?"

Joshuas Augen beginnen zu leuchten: „Wenn du das schaffst, dann garantiere ich dir zwei ganze Seiten im Alten Testament!"

Psychodrama

Das Psychodrama ist ein von J. L. Moreno begründetes gruppentherapeutisches Verfahren. Die Teilnehmer spielen dabei in Rollen Bezugspersonen eines der Beteiligten oder auch dessen Persönlichkeitsanteile. Im Rollentausch und weiteren Varianten werden Sichtweisen und Einstellungen anderer erfahrbar. Die folgende Geschichte zeigt, wie sich die Psychodrama-Erfahrung eines Familienvaters im Rahmen eines Selbsterfahrungswochenendes Ende der 70er Jahre kreativ zu einem beliebten Familienspiel fortentwickelt hat.

☞ Die Familie spielt ihr Lieblingsspiel: Filme raten. Ein Familienmitglied muss dabei einen Filmtitel szenisch darstellen, und die anderen müssen raten, welcher Filmtitel gemeint ist. Wer den Titel errät, darf dann das nächste Rätsel stellen.

Die achtjährige Karla darf beginnen. Man lässt sie immer beginnen, weil sie sonst wenig Chancen hat, auch mal einen Film darzustellen. Sie geht langsam mit leicht abgespreizten Armen auf die Wanduhr zu und beginnt dann an den Zeigern zu drehen, bis sie auf 12 Uhr stehen. Höflichkeitshalber denken alle lange nach, und der 13-jährige Bruder Hans sagt schließlich: „Um 12 Uhr mittags." – „Richtig!", jubelt Karla. Jetzt darf Hans ein Rätsel stellen. Er öffnet das Fenster, schnappt sich den Hund der Familie und wirft ihn raus. Alle sind etwas konsterniert und überlegen, welcher Film gemeint sein könnte. Der Vater zögert etwas und sagt dann fragend: „Hunde, wollt ihr ewig leben?" Die Antwort ist richtig, und nun stellt Vater ein neues Rätsel. Er geht zum Vogelkäfig, holt den Kanarienvogel Hansi heraus und setzt ihn auf den Kaktus. Großes Raten und Spekulieren, bis die Oma plötzlich die Lösung findet: „Dornenvögel." Oma denkt lange nach, bis sie ihr Rätsel schließlich stellt. Sie greift in den Mund, nimmt das Gebiss heraus, wirft es hoch und – das Gebiss bleibt oben an der Wand am Hirschgeweih hängen. Alles grübelt und rätselt. Großes Schweigen. Niemand findet auch nur den Ansatz einer Lösung. Die Familie kapituliert schließlich, und Oma sagt: „Schwach! Sehr schwach! Habt ihr noch nie von dem Film ‚Die Brücke am Kwai' gehört?"

Die Schlusspointe dieses Witzes lässt sich schwerlich in andere Sprachen übertragen. Die „Südstaatler" in Deutschland haben es auch deutlich leichter, diesen

Witz spontan zu verstehen, als die Nordlichter, weil sie die Doppelbedeutung von „Kwai" schneller erkennen.

Der folgende Witz ist nur für fortgeschrittene Wortspieler. Mit dem vorausgehenden Witz übers Filmeraten als „Seeding" oder „Priming" hat man jedoch eine gewisse Chance, die Pointe zu finden. Erzählt man diesen Witz auf einem Fest ohne diese Vorbereitung, ist die Chance groß, dass im Verlauf der folgenden zwei Stunden immer mal wieder jemand schallend loslacht, weil er die Pointe endlich verstanden hat. Das ist der Witz, bei dem ich selbst die längsten Suchprozesse am Laufen hatte, bis ich den ‚Witz' endlich kapierte. Eigentlich kann man diesen Witz nur erzählen und nicht schreiben, weil er geschrieben die Assozationen zuerst noch mehr in eine andere Richtung lenkt.

☞ Der Ehemann kommt am Freitagabend nach Hause, begrüßt seine Frau und meint: „Na, spielen wir heute Abend mal wieder Heiraten?" Die Frau antwortet eher zögerlich und ist nicht so begeistert von der Idee. Er drängt und bettelt: „Komm, lass uns doch das mal wieder spielen!" Sie willigt schließlich ein und setzt sich erwartungsvoll ins Wohnzimmer. Der Mann läuft in den Keller und kommt nach kurzer Zeit zurück. Er hat einen großen Hammer in der Hand und beginnt auf Möbel, Wände und Geschirr einzuschlagen. Sie rätselt und rätselt und gibt schließlich auf. Er

sagt: „Das war doch wirklich einfach: Hammer-
hai."[34]

Nach diesen schönen Beispielen psychodramatischer
Inszenierungen in Freizeit und Alltag, die zeigen, wie
psychologisches Wissen von der Bevölkerung immer
wieder spielerisch aufgegriffen wird, kommen wir nun
zu einem etwas traurigeren psychodramatischen Beispiel. Nicht immer läuft das Psychodrama in einer
äußeren Inszenierung ab. In mancher Lebenssituation
spielt sich ein verzweifeltes inneres Psychodrama ab,
wie das folgende Beispiel zeigt.

☞ Die Oma auf dem Bauernhof ist gestorben. Leider nicht auf natürliche Art. Sie hat sich in der Scheu-
ne erhängt. Die Familie ist entsetzt. Dazu kommt,
dass der katholische Pfarrer des kleinen bayerischen
Ortes sehr strenge Ansichten über Sünder und Tod-
sünden hat. Selbstmord ist bekanntermaßen eine
Todsünde. Die Familie weiß, dass, falls die genauen
Umstände des Ablebens der Oma ruchbar werden, ein
kirchliches Begräbnis ausgeschlossen ist. So versucht
man, die Sache zu vertuschen. Aber wer soll zum Pfarrer gehen und den Tod melden? Der Pfarrer kennt die
Familie und kennt die Oma. Er wird sicher fragen,
was denn die Oma gehabt habe, und möglicherweise
anfügen, sie habe am Sonntag in der Kirche doch noch

ganz gesund gewirkt. So entschließt man sich, den acht Jahre alten Enkel zum Pfarrer zu schicken. Man schärft ihm ein, ja nichts zu sagen, was wirklich passiert sei. Er solle einfach behaupten, er wisse nicht, woran seine Oma gestorben sei. Er solle sagen, morgens sei sie halt tot gewesen. Der Junge geht mit Bangen zum Herrn Pfarrer und klingelt. Der Pfarrer ist selbst an der Tür und sagt: „Johannes, wie siehst du denn aus? Ist was passiert?" Johannes erzählt, dass die Oma gestorben sei. Der Pfarrer will natürlich wie erwartet wissen, woran sie so plötzlich verstorben sei, und Johannes sagt auftragsgemäß, er wisse es nicht. Der Pfarrer merkt jedoch sofort, dass irgendetwas nicht stimmt und Johannes sich gar nicht wohl fühlt. Er bohrt nach und bohrt nach, und in Johannes arbeitet es und arbeitet es. Er sucht nach einem Weg, dem Pfarrer eine befriedigende Antwort zu geben und nach Hause zu können. Schließlich hat er eine Idee und sagt: „Weißt du, der liebe Gott hat die Oma mit dem Lasso geholt."

Psychoedukativer Ansatz

Der psychoedukative Ansatz versucht, über Informationsvermittlung auf verschiedenen Ebenen mehr Stabilität in das Leben psychiatrischer Patienten zu bringen. Dabei werden auch die Angehörigen mit einbezogen, um zu lernen und zu reflektieren, welche Verhaltensweisen für das Familienmitglied stabilisierend und welche eher ungünstig sind. Wie im ersten Band des *HaHandbuchs* schon erwähnt, wird dieser Ansatz von den systemischen Familientherapeuten kritisch gesehen. Sie befürchten, dass der Patient in seiner Patientenrolle festgeschrieben wird und dass dabei oft übersehen wird, dass die Erkrankung ein Zeichen für Probleme im Familiensystem ist.

Die psychoedukative Angehörigenarbeit kann jedoch für die Beteiligten auch überraschende Einsichten ergeben, wie das folgende Gespräche in einer Angehörigengruppe zeigt. Es weist auch subtil auf die Einwände von systemischer Seite hin.

☞ Im Rahmen einer psychoedukativen Gruppe wird das Thema „Umgang mit Halluzinationen von Angehörigen" besprochen. Häufigste Erscheinungsform dieses Problems war offensichtlich das Hören von Stimmen, die den jeweiligen Patienten in verschiedener Form belästigen. Manche Patienten sprechen auch mit sich selbst, wie andere Angehörige berichteten. Ein Bruder eines psychiatrisch Erkrankten erzählt, dass der Patient immer wieder Dinge sage wie: „Herr Doktor, spalten Sie mich, ich fühle mich so einsam" oder: „Lieber schizophren als ganz allein".

☞ Ein anderer stellt die Frage an seinen Nebenmann: „Redet dein Vater auch mit sich selbst?" Die
Antwort lautete: „Ja. Aber er merkt es nicht. Er denkt,
wir hören ihm zu."

☞ Ein Gruppenmitglied verreiste mit seiner Frau
nach Leipzig. Die Frau hatte die letzten Jahre immer
wieder Probleme mit einem Verfolgungswahn. Ihr
Nervenarzt sagte einmal vor Jahren: „Sie haben eine
klassische Paranoia." Der Ehemann antwortete darauf gereizt: „Sie sollen sie behandeln und nicht bewun-
dern!" Aber zurück zur Reise nach Leipzig. Die Idee
dazu war entstanden, als der Mann an einem psychoedukativen Angehörigen-Seminar des Leiters eines
psychoedukativen Modellprojektes in Leipzig teilnahm. Der Seminarleiter, Ralph Lägel, ergänzte die
psychoedukativen Ansätze mit Elementen der hyp-
notherapeutischen Philosophie. „Begegne dem Patienten in seinem Weltbild" und „Erkenne und respektiere
die Stärken und Fähigkeiten des Patienten" waren
Merksätze, die sich dem Mann einprägten.

Jedenfalls, nach einem schönen, ruhigen Abend in
einem gemütlichen Leipziger Restaurant begab sich
das Paar zu Bett. Der Mann wünschte sich, dass man
sich rasch näher kommt. Die Frau wurde aber mehr
und mehr unruhig. Sie gestand schließlich ihrem
Mann, dass sie befürchte, es könnten noch aus alten

Zeiten Mikrophone installiert sein. Für einen kurzen Momenten versuchte der Mann, der Frau diese Ideen auszureden. Dann erinnerte er sich: „Begegne dem Patienten in seinem Weltbild", und er begann das ganze Zimmer abzusuchen. Er inspizierte die Lampen, er öffnete das alte Radiogerät, er schaute hinter das Bild an der Wand, usw. Schließlich schaute er auch unter den Teppich und entdeckte dort eine etwas merkwürdige Metallplatte mit zwei Schrauben. Seine Frau war sofort misstrauisch. Der Mann nahm sein Schweizer Messer, drehte die Schrauben aus der Metallplatte und warf sie aus dem Fenster. Die Frau war schließlich beruhigt. Am Morgen nach dem Frühstück erkundigte sich die Dame an der Rezeption auffallend freundlich, ob alles in Ordnung gewesen sei, ob man denn auch ruhig geschlafen habe, ob das Zimmer ruhig genug gewesen sei. Der Mann wundert sich schließlich und fragt nach dem Grund dieser Nachfrage. Er bekommt von der Rezeptionsdame zur Auskunft: „Wissen Sie, es ist etwas Merkwürdiges passiert in dieser Nacht, und dadurch war eine Zeit lang ziemliche Hektik und Unruhe im Hotel. Genau im Zimmer unter Ihnen hat sich der Kronleuchter von der Decke gelöst und hätte das Paar im Zimmer beinahe erschlagen."

Diese Geschichte zeigt auf mehreren Ebenen (und Stockwerken) die weitreichenden systemischen Zusammenhänge psychiatrischer Symptome wie auch der psychoedukativen Angehörigenarbeit auf.

Die Psychotherapie Bert Hellingers

Die familientherapeutischen Ansätze von Bert Hellinger gehören zu den am heißesten diskutierten Themen im psychotherapeutischen Feld. Begeisterte Anhänger und entschiedene Gegner und Kritiker stehen sich gegenüber. Hellinger verwendet Konzepte des Mitbegründers der Mehrgenerationen-Familientherapie Ivan Boszormenyi-Nagy, der Hypnotherapie, der systemischen Sichtweise und der Skulptur-Arbeit von Virginia Satir und erweitert das um eigene Einsichten über „Ordnungen der Liebe"[12]. Hellinger war jedoch auch lange als katholischer Missionar bei den Zulus in Südafrika.

Das Thema Schuld und Vergebung spielt in Hellingers Denken und Arbeiten eine wichtige Rolle.

Und das ist auch das Thema der folgenden Geschichte:

☞ Ein Geschäftsmann stirbt und findet sich an der Höllentür wieder. Mit Schaudern klopft er an. Die Tür öffnet sich, und ein sehr fein gekleideter Herr im Versace-Anzug steht vor ihm. Der Frischverstorbene wundert sich sehr. „Das kann doch wohl nicht die Hölle sein!?", denkt er sich. Er betrachtet sich den feinen Herrn im Versace-Anzug näher und entdeckt den Pferdefuß und die Hörner am Kopf. Also muss es sich wohl doch um den Teufel handeln. Der Teufel ist sehr höflich und freundlich und bietet dem Neuankömmling zuerst einen Begrüßungstrunk an. „Vielleicht ein kleiner Likör oder ein Champagner?", bietet er an. Der Neuankömmling ist misstrauisch: „Irgendetwas stimmt hier nicht", denkt er sich, „das kann ja wohl nicht die Hölle sein." Nach dem Begrüßungstrunk schlägt der Teufel vor, zuerst mal schön Essen zu gehen. Es gebe verschiedene Möglichkeiten: Französisch, Türkisch, Thailändisch, Italienisch, Japanisch – natürlich alles auf Gourmetniveau. Die Entscheidung fällt zugunsten des französischen Restaurants. Das Essen ist wirklich exquisit. Dem Teufel fällt auf, dass sein neuer Höllenbewohner immer wieder bewundernd auf den eleganten Versace-Anzug schielt. Der Teufel greift dies auf und sagt: „Also, bevor ich Ihnen die neue Wohnung anweise, können wir auch gerne zuerst die Boutiquen besuchen und Sie neu einkleiden. Wir haben hier alles, was sie wollen: Armani, Versace, Joop." Der Mann bleibt irgendwie misstrauisch und sagt sich: „Irgendwas stimmt hier nicht. Das dicke Ende kommt bestimmt noch. Das kann ja nicht die Hölle sein." Er bekommt jedoch alles, was er sich wünscht, sogar einen bestimmten Joop-Anzug, der ihn schon immer gereizt hatte. Schließlich kommt der Teufel auf das Thema Wohnung zu sprechen: „Wir haben momentan frei: Einliegerwohnungen, Zwei-Zimmer-Appartements, einige wenige Häuser und Villen, oder vielleicht würde Ihnen auch eine Penthouse-Wohnung gefallen?" – „Ein Penthouse wäre ein alter Traum von mir", sagt der neue Höllenbewohner. „Sehr gerne. Kein Problem", erwidert der Teufel höflich, „wir müssen da nur einige hundert Meter darüber gehen zu den Hochhäusern, dort hat es die besten Lagen." Der Mann ist immer noch misstrauisch. Irgendwie kann das in der Hölle so nicht weitergehen. Auf dem Weg zu seiner neuen Penthousewohnung kommen sie an einem frisch umgepflügten Feld vorbei. Mehrere Personen sind dort bis zum Hals eingegraben, jammern schrecklich und strecken verzweifelt ihre verdrehten Arme in die Luft. „Aha", denkt sich der Mann „ich habe es mir doch gedacht, dass ..." Der Teufel sieht den misstrauisch-skeptischen Blick seines neuen Schützlings und sagt: „Das braucht Sie nicht zu kümmern. Das ist nur für die Katholiken. Die brauchen das so."

Regeneration durch selbsthypnotische Tiefenentspannung

Hypnose hat einen tief entspannenden Effekt, wodurch die körpereigene Abwehr stabilisiert wird und z. B. auch das Blutbild sich verbessert.[35]

Diese regenerative Wirkung der Hypnose lässt sich zu vielfältigen Zwecken nutzen, vor allem dort, wo es auf eine Stärkung der körpereigenen Abwehr ankommt.

☞ Die Bordellchefin steht im Eingangsbereich ihres Etablissements. Zu ihrer Verwunderung betritt ein älterer Geistlicher das Haus. „Hol mal die Mädels! Ich bin nicht zum Wurstsalatessen hier."

Er sucht sich Angelique, eine schwarzhaarige, vollbusige Dame Mitte 30 aus, bezahlt und geht mit ihr aufs Zimmer. Da der geistliche Herr ziemlich alt und gebrechlich wirkt, hilft Angelique ihm aus dem Mantel. Sie hängt den Mantel an die Tür und ist dann weiter beim Entkleiden behilflich. Kurz darauf stellt sie sehr verwundert fest, dass der alte Herr außerordentlich potent und im Liebesspiel ideenreich und geradezu raffiniert ist. Angelique ist so überrascht, dass sie einen Orgasmus hat, was ihr bei einem Kunden bisher nur äußerst selten widerfuhr. Angelique ist sehr angetan, auch von den feinen Manieren ihres Kunden. Sie fragt nach dem Alter und hört zu ihrer Verwunderung, dass der Geistliche bereits 77 Jahre alt ist. Angelique kann es kaum glauben und sagt: „Also, wenn Sie wieder einmal in der Gegend sind und wieder mal in Stimmung sind – ich bin jederzeit bereit. Sie sind bei mir immer willkommen." Der Geistliche erwidert mit feinem Lächeln: „Was heißt wieder einmal in Stimmung? Wenn du mir zehn Minuten Zeit lässt und ich mich mit Tiefenentspannung regenerieren kann – dann geht es nochmal." Angelique kann das nicht glauben. Der Geistliche fügt hinzu: „Es geht aber nur mit deiner Mithilfe. Du musst mir die Hoden genau zwei Zentimeter vom Leintuch weghalten. Und – du darfst dich dabei nicht bewegen!" Der Geistliche geht in seine tiefe Trance, und Angelique hält regungslos seine Hoden. Nach beinahe exakt zehn Minuten reorientiert sich der rüstige Herr und ist danach beinahe noch besser in Form als beim ersten Mal. Angelique liegt zufrieden und matt im Bett und meint: „Das glaubt mir niemand. Aber eines verstehe ich nicht: Warum musste ich dir die Hoden auf diese komische Art halten?"

Der Geistliche antwortet: „Du bist mir ja sehr sympathisch. Aber ich kenne dich eigentlich gar nicht. Drüben an der Tür hängt mein Mantel, und im Mantel ist die Kollekte der letzten vier Wochen – über 8000 Mark in bar."

Rollenverhalten, männliches

Männer – wie Frauen – zeigen oft ein typisches Rollenverhalten. Frauen demonstrieren manchmal Hilflosig-
keit, um traditionellem männlichem Rollenverhalten
Gelegenheit zur Profilierung zu geben.

Die folgende Geschichte zeigt auf schöne Art typisch
männliches Rollenverhalten.

☞ Die Bremsen kreischen. Der Bremsweg reicht
jedoch nicht aus. Das Auto ist erheblich demoliert, und
ein Telegraphenmast liegt flach auf der Wiese. Autos
halten. Einer verständigt bereits mittels Handy die Polizei. Eine Frau ist bei dem Fahrer, der verletzt auf dem
Boden liegt. Sie beugt sich gerade über ihn, als sich ein
Mann sicheren und energischen Schrittes nähert. Er
schiebt sie zur Seite und sagt: „Ich habe am Erste-
Hilfe-Kurs teilgenommen. Lassen Sie das mich mal
machen!" Die Frau schaut ihm eine Weile zu und tippt
ihm dann plötzlich kurz auf die Schulter: „Wenn sie an
die Stelle kommen, wo sie den Arzt rufen sollten – ich
bin schon hier."

☞ Abends in der Kneipe soll dieser Mann stark
alkoholisiert frauenfeindliche Witze zum Besten gegeben haben. Überliefert ist von ihm: „Wovon spricht
man, wenn eine Frau in der Küche festgekettet ist? Von
artgerechter Haltung."

Schuld- und Verdienstkonten

Von dem aus Ungarn stammendenen Familientherapeuten Ivan Boszormenyi-Nagy stammt das Konzept
der Schuld- und Verdienstkonten. Danach wirkt in
Beziehungen eine Art unsichtbare Buchführung. Es
wird registriert und bilanziert, wer in welchem Um-
fang was für jemand anders getan hat. Sind diese Bilanzen nicht in Ordnung, kommt es in Beziehungen zu
Problemen, oder ein Einzelner kann erkranken. Bert
Hellinger greift auf diese Konzepte zurück, wenn er
betont, dass Verdienste in Beziehungen gewürdigt
werden müssen.

☞ Der Vater ist bei seiner Tochter eingeladen. Die
Tochter und der Schwiegersohn geraten in einen heftigen Streit. Der Vater versucht sich aus der Sache
herauszuhalten. Er weiß, er darf bei so etwas nie Stel-
lung beziehen. Der Konflikt eskaliert. Die Tochter sagt
im Ärger schließlich etwas recht Hässliches. Ihr Mann
gibt ihr im Reflex eine Ohrfeige. Des Vaters Gesicht
wird erst rot und dann blass. Ohne Vorwarnung beugt
er sich über den Tisch und schlägt seiner Tochter auf
die andere Backe. Die Tochter ist absolut geschockt
und sprachlos. Ihr Mann wird sehr ärgerlich. Es tat
ihm ohnehin leid, seine Frau geschlagen zu haben. Er
wendet sich zu seinem Schwiegervater: „Also, das geht

aber erheblich zu weit. Was fällt dir denn ein, meine Frau zu schlagen?" Da sagt der alte Vater wieder ganz ruhig: „Aber jetzt sind wir wieder quitt. Du hast meine Tochter geschlagen und ich habe deine Frau geschlagen."

Hier gelang es also dem Vater „mit einem Schlag" die Bilanzen wieder in Ordnung zu bringen.

Ob der nachfolgenden Dialog zwischen Vater und Tochter ebenfalls mit Bilanzen in Beziehungen zu tun hat, steht nicht so genau fest. Die darauffolgende Geschichte eines lange verheirateten Ehepaares zeigt allerdings interessante Aspekte von Bilanzierungen in lange andauernden Beziehungen auf.

☞ Der Vater steht am Fenster und sieht, wie seine Tochter seit fünf Minuten ihren Freund küsst. Als die Tochter schließlich das Haus betritt, meint der Vater verärgert: „Wievielmal hast du eigentlich jetzt diesen Typen geküsst?" Die Tochter antwortet: „Wie soll ich das wissen, Dad? Du hast mich als Hausfrau erzogen, nicht als Buchhalterin."

☞ Ein Ehepaar ist seit rund 40 Jahren verheiratet. Eines Tages kommt der Ehemann heim, wirkt absolut verzweifelt und sagt zu seiner Frau: „Halte mich bitte nicht auf! Es hat ohnehin keinen Sinn. Ich gehe jetzt auf das höchste Gebäude der Stadt, und dann werde ich mich runterstürzen." Die Frau fragt, warum er das vorhabe, und er antwortet ihr: „Schau mal in die Nachrichten. Die Börse hat einen totalen Crash. Wir haben alles verloren. Ich habe eigentlich gedacht, dass alles todsicher angelegt ist. Es ist alles verloren. Wir haben keinen Pfenning mehr."

Die Frau sieht nicht sehr besorgt aus und sagt: „Irgendwie habe ich damit immer gerechnet, dass so etwas eines Tages passieren wird. Ich habe vorgesorgt. Jedesmal, seit wir verheiratet sind, jedesmal wenn wir Sex hatten, habe ich 20 Mark zur Seite gelegt. Du warst ja mal aktiver als dieser Tage, und vor 20–30 Jahren gab es eine lange Hochzinsphase. Ich habe jedenfalls knapp 290 000 Mark auf diesem Konto.

„Oh", sagt der Mann nach einer kurzen Denkpause besorgt.

Sie ist verwundert: „Was ist denn los? Bist du nicht froh darüber?"

„Doch", antwortet er, „ich bin schon glücklich. Aber ich ärgere mich über mich selbst, dass ich nicht alles in dich investiert habe."

Die folgende Geschichte ist ein komplexes Beispiel für die Würdigung von Verdiensten, auch wenn zum Schluss offen bleibt, wie die Schuld- und Verdienst-bilanzierung bei zwei befreundeten Anlageberatern letztlich aussehen könnte.

☞ Zwei seit langem befreundete Anlageberater und „Kredithaie" sind zusammen auf Tour. Sie finden immer mal wieder Opfer, die sie mehr oder weniger abzocken. Eines Abends in einer recht einsamen Gegend beginnt der Motor des Wagens zu ruckeln, und ihr Auto kommt zum Stehen. Sie gehen zu Fuß ins recht weit entfernte nächste Dorf. Auf halbem Weg sehen sie im Hintergrund ein großes Anwesen mit Park und schlossähnlichem Haus. Sie klingeln, und eine wunderschöne Frau Mitte 30 öffnet die Türe. Sie lädt die beiden Herren zum Abendessen ein und bietet ihnen auch eine Übernachtungsmöglichkeit an. Beim Gespräch stellt sich heraus, dass die Frau seit einigen Monaten verwitwet ist. Die beiden Anlageberater machen sofort Angebote, die geschäftlichen Belange der Dame des Hauses tatkräftig zu unterstützen. Sie wehrt jedoch entschieden ab.

Ungefähr ein Jahr später bekommt der eine der beiden Freunde ein großes Paket mit Unterlagen. Beim Lesen der Unterlagen wird er immer überraschter. Er greift zum Telefon und hat seinen alten Freund an der Leitung: „Erinnerst du dich noch an die wunderschöne Witwe? Damals, als wir die Autopanne hatten?" Der Freund erinnert sich sofort und möchte wissen, wie er gerade jetzt darauf komme.

„Ja, da muss ich dir mal eine indiskrete Frage stellen. Hast du dich damals nachts zu ihr geschlichen und was mit der Frau gehabt?" Der andere gibt es mit einem kurzen Stocken in der Stimme zu. „Und hast du da vielleicht netterweise meinen Namen genannt und bist sozusagen unter falscher Flagge gesegelt?" Der Freund beginnt hektisch zu reden: „Na ja. Ich gebe zu, dass das nicht fair war. Aber du bist unverheiratet, und ich dachte, wenn die plötzlich bei mir auftaucht, dann gibt es vielleicht Ärger, und wenn sie bei dir auftaucht, so habe ich immer noch eine Vorwarnzeit und ..." Sein Freund unterbricht ihn: „Du brauchst dich nicht zu entschuldigen. Du musst wohl einen tiefen Eindruck hinterlassen haben. Die Frau ist vor kurzem an einer unheilbaren Krankheit gestorben und hat mir aus ihrem wohl sehr großen Vermögen den uns bekannten Landsitz nebst aller Inneneinrichtung hinterlassen."

Das abschließende Beispiel zeigt einen radikalen Ansatz, Ungleichgewichte in der Beziehungsbilanz wieder zum Stimmen zu bringen.

☞ Ein großer Lastwagen stoppt an einem Rastplatz. Die Bedienung bringt den gewünschten Hamburger, eine Tasse Kaffee und einen Apfelkuchen mit einer doppelten Portion Sahne. Der Trucker beginnt gerade zu essen, als drei Rockertypen in Lederjacken auf ihren Harley-Davidson-Motorrädern vorfahren.

Herausfordernd betreten sie die Raststätte und entdecken sofort den alleine sitzenden Lastwagenfahrer. Sie schubsen ihn auf seiner Sitzbank zur Seite, und der eine nimmt ihm den Hamburger ab und isst ihn auf. Der zweite Rocker trinkt die Tasse Kaffee aus, und der dritte stopft sich den Kuchen rein und verschmiert einen Teil der Sahne auf dem Tisch. Der LKW-Fahrer steht schweigend auf, geht zur Kasse, bezahlt und verlässt den Raum.

Dann pöbelt einer der Rocker in Richtung Bar: „Mann, lass mal drei Cola einzischen und bring das Zeug zu uns an Tisch!" Die Colas werden serviert und einer der Rocker schiebt das Geschirr des Lastwagenfahrers zur Seite und sagt zur Bedienung: „Kannste abservieren. Das war kein richtiger Mann." Die Bedienung antwortet: „Und ein richtiger Fahrer ist das auch nicht. Der ist doch gerade glatt über drei Harley-Davidson drübergefahren, ohne es zu merken."

Schuldimmunisierung

Von Schuldimmunisierung kann man sprechen, wenn einem Menschen in seiner Lebensgeschichte Dinge widerfahren sind, die ihn immun gegenüber eigenen Schuldgefühle werden lassen. Er fügt dann anderen Unrecht zu, ohne dabei ein schlechtes Gewissen zu haben. Helm Stierlin hat diesbezüglich in einem sehr interessanten Buch die Familien- und Lebensgeschichte von Adolf Hitler beleuchtet.[36]

Das folgende, schon etwas länger zurückliegende Geschehnis beleuchtet dieses Konzept ebenfalls auf interessante Art und Weise.

☞ Jesus zieht mit seinen Jüngern durch die Lande. Sie kommen zu einer Ortschaft. Dort wird gerade die Steinigung einer Ehebrecherin vorbereitet. Jesus spricht seinen berühmten Satz: „Wer ohne Sünde ist, der werfe den ersten Stein." Alle zögern betroffen. Die schon zum Wurfe erhobenen Arme senken sich langsam wieder. Plötzlich fliegt doch ein Stein und trifft die Ehebrecherin. Jesus schaut sich nach dem Werfer um und sagt: „Also Mama! Langsam gehst du mir auf den Nerv!"

Schwächen zu Stärken machen

... ist ein interessantes Prinzip Ericksonscher Psychotherapie. Milton Erickson selbst ist ein Beispiel für diese Haltung. Viele von ihm entwickelte hypnotherapeutische Techniken resultierten aus der Überwindung seiner Krankheiten und Handicaps. Er hatte zweimal in seinem Leben Polio, er sprach bis zu seinem vierten Lebensjahr kein Wort, er war partiell farbenblind, hatte eine Arythmie und Dyslexie. Er erlebte an sich selbst, dass Krankheiten und Handicaps auch zu wichtigen Ressourcen werden können. Dieses Prinzip der Suche nach Stärken und Ressourcen in vermeintlichen Schwächen findet sich in vielen von Ericksons Fallschilderungen. Ein Beispiel: Eine junge Frau möchte sich suizidieren. Sie hält sich für zu unattraktiv, um jemals einen Mann zu finden. Dies führt sie auf eine zu große Lücke zwischen ihren Schneidezähnen zurück. Erickson motiviert sie, täglich im Badezimmer etwas ganz Besonderes zu üben: Wasser in den Mund nehmen und lernen, durch die Schneidezähne zu spritzen, bis sie zwei Meter weit spritzen kann. Die Frau hatte ursprünglich von einem Mann berichtet, der an ihrem Arbeitsplatz auffallend häufig zur selben Zeit zum Wassertrinken am Trinkbrunnen erschien wie sie. Erickson motivierte die Frau schließlich, diesen Mann aus zwei Meter Entfernung „anzudüsen" und dann wegzulaufen. Der Mann rannte hinter der Frau her und nahm sie kurz in den Arm. Am nächsten Tag stand er mit einer Wasserspritze in Deckung, spritzte die Klientin nass und lud sie anschließend zum Essen ein. Die beiden heirateten später, und von Suizid war keine Rede mehr.

Wie dieses Prinzip eine kreative Anwendung fand, zeigte sich, als der bekannte Hypnotherapeut Jeffrey Zeig vor einigen Jahren Israel besuchte.

Jeff Zeig war am Abend mit Kollegen essen. Das Lokal war spärlich beleuchtet, und Jeff konnte die kleingeschriebene Speisekarte nicht lesen. Er wurde deswegen etwas ärgerlich. Ein Kollege sagte: „Das ist nicht das Licht und auch nicht die Speisekarte. Das ist das Alter. Du brauchst eine Brille." Man gab Jeff eine Brille, aber er konnte die Karte immer noch nicht lesen. Daraufhin erzählte man ihm folgende Geschichte:

☞ Eine junge Geschäftsfrau war auf Reisen. Die Geschäfte kamen früher als erwartet erfolgreich zum Abschluss. Alleine im Hotel war es einsam und langweilig. So beschloss die Frau, einen kleinen Stadtbummel zu unternehmen. Nach kurzer Zeit fand sie sich im Rotlichtmilieu vor einer großen Leuchtschrift wieder: „Sex-Show. Nur für Erwachsene. Ausweiskontrolle". Sie überlegte kurz und beschloss, sich einmal dieses besondere Vergnügen zu gönnen. Das Programm war ungewöhnlich geschmackvoll und ideenreich. Vor allem die Hauptattraktion ganz am Schluss begeisterte sie. Ein außerordentlich gut gebauter junger Mann betrat die Bühne. Sein Striptease war extraklasse. Schließlich war er völlig nackt. Die Bühne war dunkel, und nur ein Spotlight beleuchtete seine durchtrainierten Proportionen. Unerwartet leuchtete ein zweites Licht auf und zeigte auf einen kleinen stabilen

Holztisch. Der Tisch wurde in die Bühnenmitte getragen, und eine attraktive Assistentin brachte ein Walnuss, zeigte diese dem Publikum und legte sie dann auf den Rand des Tisches. Der junge Stripteasetänzer trat an den Tisch. Er stand breitbeinig und hielt beide Hände in Kopfhöhe. Ein kurzes Schließen der Augen, ein kurzer Moment der Konzentration, ein Fokussieren auf die Walnuss und dann – ein kurzer Schrei und ein Splittern – mit seinem Penis hatte der Mann die Nuss geknackt. Tosender Applaus im Publikum, und auch unsere Geschäftsfrau war tief beeindruckt. Beim abendlichen Telefonat berichtete sie ihrem Mann von dieser unglaublichen Leistung. Zuhause erzählte sie noch über Jahre Freundinnen und Kollegen und später auch den eigenen Kindern immer wieder von diesem Erlebnis.

25 Jahre später. Der Zufall führt die Frau wieder in diese Stadt. Die Szene von damals ist ihr noch immer im Gedächtnis, und sie ist neugierig, ob das Nachtlokal von damals noch existiert. Mit etwas Mühe findet sie die Straße, und tatsächlich – das Nachtlokal gibt es noch. Aber nicht nur das: Der junge Künstler von damals hat es unterdessen übernommen und führt sein einmaliges Kunststück allabendlich als Hauptattraktion vor.

Er betritt wieder die Bühne. Er absolviert seinen Striptease in absolut routinierter und gekonnter Eleganz. Er ist immer noch sehr gut gebaut und hat sich gut gehalten. Am Schluss wird wieder der Tisch herein-getragen. Die Assistentin bringt diesmal jedoch eine Kokosnuss. Ein Trommelwirbel, die Hände erhoben, ein Moment der Konzentration, der Schrei – und die Kokosnuss ist geknackt.

Die Frau ist wieder total begeistert. Sie wartet, bis sich das Lokal weitgehend geleert hat, und spricht den Meister an. Sie erzählt, dass sie schon vor 25 Jahren in der Show war und damals wie heute begeistert gewe-sen sei. Zudem habe sich die Show ja fortentwickelt, da er jetzt eine Kokosnuss knacke. Der Inhaber der Sex-Show sagt: „Na ja, wie man es nimmt mit der Fortentwicklung. Ich bin halt doch 25 Jahre älter, und die Augen spielen langsam nicht mehr so recht mit."[24]

Schwangerenkonfliktberatung

Die Schwangerenkonfliktberatung ist das Kompro-missergebnis einer langen Diskussion zum Thema Legalisierung von Abtreibung. Die Frage nach dem Beginn des Lebens und dem Zeitpunkt, ab dem menschliches Leben schützenswert ist, spielt dabei eine wichtige Rolle.

Das hier geschilderte Streitgespräch zwischen einem katholischen, einem protestantischen und einem jüdischen Theologen wirft ein völlig neues Licht auf diese Frage:

☞ Ein katholischer Priester, ein evangelischer Pastor und ein jüdischer Rabbi diskutieren über den Beginn des Lebens. Für den katholischen Pfarrer ist die Sache absolut klar. Der Beginn des Lebens ist im Moment der Begegnung von Samen und Eizelle. Der evangelische Pastor ist nicht so ganz überzeugt. Er argumentiert mit neuen wissenschaftlichen Erkenntnissen und der kulturspezifischen Gebundenheit solcher fundamentalistischer Ansichten. In der Hitze des Wortgefechtes vergessen die beiden lange den Rabbi. Schließlich bitten sie, der Rabbi möge seine Sicht der Dinge zu dieser Frage beitragen. Der Rabbi wirkt nachdenklich. Nach einer kurzen Pause beginnt er zu sprechen: „Der Beginn des Lebens? Nach meiner Überzeugung beginnt das Leben, wenn der Hund gestorben ist und die Kinder aus dem Haus sind."

Screening

Von Screening spricht man, wenn ein Sachverhalt mit kurzen diagnostischen Maßnahmen abgeklärt wird. Es wird nicht ausführlich die ganze Palette möglicher Untersuchungen durchgeführt, sondern durch geeig-

nete Tests untersucht, wie sich die Lage in etwa darstellt.

☞ Boxer müssen jedes Jahr zum Neurologen. Die
vielen Schläge in Wettkämpfen und im Training er-
fordern eine regelmäßige Untersuchung. Joe „Louis"
Jones hatte die letzten Jahre jedes Mal Angst vor dieser
Untersuchung. Er verlor immer wieder Kämpfe und
bekam dabei recht viel auf die „Mütze". Erst kürzlich,
im letzten Kampf ging er in der dritten Runde k.o.
Schon in der ersten Runde hatte ihn nur der Gong
gerettet. Sein Trainer versuchte ihn mit allen suggestiven Psychotricks aufzumöbeln: „Du bist besser. Der
andere hat keine Chance. Der trifft dich überhaupt
nicht ..." Als Joe „Louis" hört: „Der trifft dich überhaupt nicht ...", reagiert er konfus und sagt zu seinem
Trainer immer noch ganz benommen: „Dann musst du
aber mal auf den Schiedsrichter achten. Irgendjemand
schlägt mir jedenfalls dauernd grausam auf die Rübe."
Wie dem auch sei, die neurologische Untersuchung
lässt sich nicht weiter aufschieben. Charles, ein anderer Faustkämpfer aus dem gleichen Boxstall, geht
ebenfalls zur Untersuchung. Charles betritt zuerst das
Untersuchungszimmer.
Der Neurologe kündigt einen kurzen Screening-Test
an: „Angenommen, sie haben die rechte Faust vor dem
rechten Auge. Was ist dann?"

„Dann bin ich rechts blind."

„Richtig", sagt der Neurologe. „Und angenommen, Sie haben auch die linke Faust oben, oben vor dem linken Auge. Was wäre dann?"

„Dann wäre ich links blind."

„Nein, ich meine: Sie haben zusätzlich die linke Faust oben."

„Ach so! Dann wäre ich ganz blind."

„O.k. Das ist korrekt. Sie haben den Test bestanden."

Draußen sitzt immer noch nervös Joe „Louis" Jones. Charles beruhigt ihn: „Du musst dir nur merken. Rechts blind. Links blind. Ganz blind. Das ist alles. Dann bist du durch. Rechts blind. Links blind. Ganz blind. Ganz einfach." Joe wiederholt die Sache noch zweimal und betritt dann das Untersuchungszimmer.

Der Arzt beginnt seinen Test.

„Angenommen, wir schneiden Ihnen das rechte Ohr ab. Was wäre dann?"

„Dann wäre ich rechts blind."

„Aha", sagt der Arzt, „das ist sehr interessant. Und angenommen, wir schneiden Ihnen auch das linke Ohr ab. Was ist dann?"

„Dann bin ich links blind."

„Nein. Ich meine: Wir schneiden Ihnen zusätzlich zum rechten auch das linke Ohr ab. Was wäre dann?"

„Dann bin ich ganz blind."

„Ah ja. Das ist ja sehr, sehr interessant. Wie kommen Sie darauf?"

Joe „Louis" grübelt und grübelt. Schließlich sagt er: „Das liegt, glaube ich, daran, dass mir der Hut runter-rutscht."

Sekten, Ausstiegsberatung

Der amerikanische Therapeut Steven Hassan geriet in seiner Studentenzeit in die Moon-Sekte und war dort einer der führenden Leute. Später gelang es seinen Eltern mit Hilfe eines Fachmanns, ihn aus dieser Grup-pe wieder „herauszueisen". Heute ist er einer der füh-renden Fachleute für Mechanismen, die in Sekten-abhängigkeit führen, und für Wege, wie man vielleicht jemanden wieder aus dieser Abhängigkeit herausfüh-ren kann.[37]

Der junge Mann in folgender Episode scheint jedoch von Anfang an wenig bereit, sich auf eine Sekte einzu-lassen.

☞ „Hast du Jesus gefunden?" – „Ich wusste nicht einmal, dass er vermisst wurde."

Isaac Asimov hat diesbezüglich offensichtlich eine eigene Haltung gefunden. Auf die Frage, ob er Gott gefunden habe, hat er geantwortet: „Gott ist intelligenter als ich. Ich habe mich entschieden, er soll versuchen, mich zu finden."

Sex-Sucht

Das Bedürfnis nach Sex kann wie vieles andere zu einer Sucht werden. Unterdessen haben sich einzelne Psychotherapeuten auf die Behandlung dieser Sucht spezialisiert.

☞ Patient: „Ich kann einfach nicht aufhören! Ich muss dauernd Sex haben!"

Arzt: „Wie oft haben sie denn Sex?"

Patient: „Nun, ich habe zweimal Sex mit meiner Frau. Zweimal am Tag, meine ich."

Arzt: „Das ist nicht zu viel. Das ist durchaus noch im Bereich der Normalität."

Patient: „Na ja, das ist aber nicht alles. Ich hab auch zweimal Sex mit meiner Sekretärin. Ich meine, zweimal am Tag."

Arzt: „Gut, das ist zwar etwas exzessiv. Aber, na ja."

Patient: „Aber das ist noch nicht alles. Ich habe auch zweimal Sex mit einer Prostituierten. Ich meine, zweimal am Tag."

Arzt: „Das geht definitiv zu weit, Mann! Sie müssen lernen, sich selbst mehr in die Hand zu nehmen."

Patient: „Das tue ich schon. Zweimal am Tag."

Sherlock-Holmes-Methode der Psychotherapie

Ein bekannter israelischer Hypnosetherapeut Morris Kleinhauz bietet Workshops zum Thema „Die Sherlock-Holmes-Methode der Psychotherapie" an. Dabei schließt er, ähnlich wie Holmes, aus Kleinigkeiten und ihrer Kombination auf das komplexe Ganze. Beispielsweise beobachtete Morris Kleinhauz, dass eine Kollegin einerseits ein Halstuch trägt und gleichzeitig ein reizvolles Dekolletee. Er interpretierte dies als Schwanken zwischen zwei Tendenzen: einerseits Verführen und sich andererseits zurückhalten. Oder die nach vorne gekämmten Haare eines Mannes werden als Zeichen gewertet, dass dieser mit seiner beginnenden Glatze Probleme hat. Die wenigen Male, die ich Kleinhauz mit seiner Holmes-Methode beobachten konnte, war ich manchmal überrascht über seine ideenreichen Kombinationen. Manchmal dachte ich jedoch auch: Wenn es kein Israeli wäre, würde ich sagen: „Jeder gute Katholik sollte einmal im Jahr an der Fronleichnamsprojektion teilnehmen."

Die Sherlock-Holmes-Methode wird von folgender Geschichte perfekt illustriert. Diese Geschichte habe ich in unterschiedlichen Varianten in mehreren jüdischen Witzbüchern gefunden. Die folgende Version stammt, etwas verändert, aus dem ausgezeichneten Witzbuch von Rabbi Telushkin.[38]

☞ Joseph Finkelstein fährt von Warschau zurück in seine Heimat in den polnischen Osten. Neben ihm im Zug sitzt ein junger Mann, den er noch nie gesehen hat. Es ist eine lange Fahrt, und er beginnt schließlich eine Konversation. Er stellt fest, dass der junge Mann in denselben Ort fährt und ebenfalls jüdisch ist. Es entspinnt sich folgender kurzer Dialog:

„Gehen Sie auch geschäftlich dorthin?"

„Nein, es ist eine private Angelegenheit."

„Haben Sie dort Verwandte?"

„Nein."

„Sind Sie verheiratet?"

„Nein."

Schließlich verstummt das Gespräch, und der junge Mann beginnt ein Buch zu studieren.

Finkelstein denkt nach: Er fährt in unsere Kleinstadt, er ist nicht verheiratet, er geht nicht geschäftlich hin und hat keine Verwandten dort. Warum geht er also hin? Wahrscheinlich möchte er ein Mädchen treffen oder gar deren Familie, um die Beziehung klarzumachen.

Aber dort gibt es nur drei jüdische Familien neben meiner: die Resnicks, die Feldsteins und die Cohens. Die Resnicks können es nicht sein, die haben nur Söhne. Die Feldsteins haben zwei Töchter, aber eine ist verheiratet, und die andere studiert im Ausland.

Es müssen also die Cohens sein. Die haben drei Töchter: Marsha, die schon verheiratet ist, Sheila, die ist zu mollig und nicht schön genug für diesen attraktiven Mann. Es muss also Rachel sein. Rachel ist ein wunderbares Mädchen.

Finkelstein bricht das Schweigen und sagt zu dem Fremden: „Oh, ich gratuliere zu Ihrer anstehenden Heirat mit Rachel Cohen!"

Der junge Mann stottert: „Aber woher wissen Sie das?! Niemand weiß das, ich habe es niemandem erzählt! Wie können sie das wissen?!"

Finkelstein lächelt: „Aber das ist doch offensichtlich."

Sozialarbeit

Sozialarbeit dient im Idealfall dazu, dort einzugreifen und zu helfen, wo die Eigenkräfte einer Familie oder eines Einzelnen nicht mehr ausreichen. Manchmal wird jedoch auch über das Ziel hinausgeschossen, und es wird „geholfen", obwohl es die Betroffenen gar nicht wünschen. Es gibt Situationen, in denen gilt: Bitte nicht helfen, es ist auch so schon schwer genug!

Viele psychosoziale Helfer, wie etwa Sozialarbeite-rInnen, greifen manchmal sehr massiv in Familien ein, wenn sie das Kindeswohl bedroht sehen.

Den unten folgenden Witz über die Sozialarbeiterin hat mir interessanterweise eine Sozialarbeiterin er-zählt, und ich habe ihn nur um einen Vorspannwitz ergänzt. Witze über die entsprechenden Berufskrank-heiten von Ärzten und Psychologen finden sich im er-sten *HaHandbuch*. Vorab zwei kleine Nachträge zu diesem Kapitel „Berufskrankheiten":

☞ „Herr Doktor, mich hat ein Traktor überfah-ren!" – „Warten Sie doch gefälligst. Die Diagnose stel-le immer noch ich!"

☞ „Warum hast du deine Verlobung mit dem Leh-rer gelöst?" – „Als ich zu spät zum Rendezvous kam, wollte er ein Entschuldigungsschreiben meiner El-tern."

Doch jetzt zum Thema Sozialarbeit.

☞ Was hat vier Beine und einen Arm?
Ein Rottweiler auf einem Kinderspielplatz.

☞ Aber: Was ist der Unterschied zwischen einem Rottweiler und einer Sozialarbeiterin?
Der Rottweiler lässt das Kind irgendwann mal wieder los.[39]

Was steckt hinter dieser Helferhaltung? Vielleicht kann der nächtliche Alptraum einer psychosozialen Helferpersönlichkeit das ein wenig erhellen.

☞ Eine Helferpersönlichkeit träumt, sie sei gestorben. Sie kommt in den Himmel. Ewiges Gericht. Lange Schlangen vor Gottvater. Vorne werden die Leute eingeteilt zur Rechten und zur Linken. Nur noch eine Person vor ihr. Mit Schrecken erkennt sie Mutter Teresa. Schweißgebadet wacht unsere Helferpersönlichkeit auf und erinnert sich, wie Gott zu Mutter Teresa sagte: „Weißt du, du hättest eigentlich etwas mehr tun können."

Spielsucht

Die manchmal etwas eigenwillige Logik von Suchtpatienten illustriert die folgende Geschichte:

☞ Ein Spielsüchtiger bettelt seinen Freund an, weil er Geld braucht, um seine Krankenhausrechnung zu bezahlen. Sein Freund weigert sich, ihm zu helfen: „Du gibst es ja doch nur wieder für Pferdewetten aus." Darauf sagt der Spielsüchtige: „Nein, nein, bestimmt nicht! Das Geld für die Pferdewetten hab ich schon zusammen."

Spreche die Sprache des Klienten

Milton Erickson, der Vater vieler moderner kurztherapeutischer Ansätze, postulierte: „Spreche die Sprache des Klienten!" Gemeint ist damit, dass ein Therapeut in der Lage sein sollte, sich in die Sprache und das Weltbild des Klienten einzudenken und von dort her die Lösungen zu entwickeln. Der bekannte Psychotherapeut Paul Watzlawick führt die lange Dauer von psychoanalytischen Therapieverfahren unter anderem darauf zurück, dass bei diesen Therapien die Klienten erst einmal die Sprache und Terminologie der Therapeuten lernen müssen.

Einige besonders ausgesuchte Polizisten haben bei der Milton Erickson Gesellschaft eine Spezialschule hinsichtlich dieses Prinzips durchlaufen.[40]

☞ Es gibt wieder einmal keine Parkplätze. Ein verzweifelter Autofahrer parkt schließlich im Parkverbot.

Er schreibt rasch einen Zettel und schiebt ihn unter seinen Scheibenwischer: „Ich bin 20 Minuten um den Block im Kreis gefahren. Ich komme jetzt schon zu spät zu einem wichtigen Treffen. Wenn ich jetzt nicht hier parke, verliere ich meinen Job. Herr, vergib uns unsere Schuld."

Als er zurückkommt, findet er einen Strafzettel mit der Notiz: „Ich laufe hier schon 20 Jahre um den Block, und wenn ich Ihnen keinen Strafzettel ausstelle, verliere ich meinen Job. Und führe uns nicht in Versuchung!"

Auch Juristen beschäftigen sich damit, sich auf das Weltbild des jeweiligen Adressaten einzustellen. Wenn zwei Meister maßgeschneiderter juristischer Argumentation aufeinandertreffen, sind die Resultate oft recht interessant.

☞ Zwei Juristen sind eng befreundet. Eines Tages kommt der eine dahinter, dass ihn seine Frau mit dem anderen betrügt. Er stellt den Freund zur Rede und meint:

„Da das Delikt im vorderen Zimmer mit Blick auf See begangen wurde, wäre in diesem Falle das Seerecht anzuwenden, das da besagt: Wer in fremden Gewässern fischt, dem ist die Rute abzunehmen."

Darauf der andere: „Der Tatbestand ist richtig, nur die Örtlichkeiten stimmen nicht. Da es sich im hinteren

Zimmer mit Blick auf die Berge zugetragen hat, ist das Landrecht anzuwenden. Das Landrecht besagt: Wer auf fremdem Boden sät, dem ist wohl der Samen zu vergüten, die Frucht jedoch gehört dem Eigentümer. "

Sprechtechniken in der Stottertherapie

In der Therapie des Stotterns benutzt man auch Sprechtechniken. Das heißt, Stottertherapeuten bringen ihren Patienten Sprechhilfen wie rhyth-mi-sches Spre-chen bei. Viele Fachleute wie der Pionier der amerikanischen Stottertherapie Charles Van Riper sind der Meinung, dass Stotterer zuerst ihr Vermeidungsverhalten aufgeben müssen. Denn Stotterer vermeiden oft gefürchtete Situation wie das Telefonieren oder das Einkaufen. Geübte Techniken funktionieren dann gut im Therapieraum, aber nicht draußen im Leben. Die Stotterer nehmen sich dann zwar vor, das Erlernte umzusetzen, aber dies wird immer wieder verschoben, nach dem Motto: Ich bin nicht feige. Ich bin nur stärker als der Held in mir.

Einen Teil der Problematik spiegelt die folgende Geschichte wider.

☞ Klaus-Dieter kommt von der Stottertherapie. Fünf Tage kompakt mit intensivem Üben. Er trifft auf der Straße einen alten Schulfreund. „Und? Hat es geholfen?", will der Freund wissen. Da legt Klaus-Dieter los: „Fischers Fritze fischt frische Fische. Der Metzger wetzt das Metzgermesser auf des Metzgers Wetzestein! Der Cottbuser Postkutscher putzt den Cottbuser Postkutschkasten." – „Das ist ja sagenhaft!", staunt der Freund mit großen Augen.

„Ja-ja, aaber wwwann kakakannnst ddu sososo nnnen Sasatz schochohn'mmmal sasagen!"

Einer der kürzesten Stotterwitze:

☞ „Stotterst du immer?" – „Nein, eigentlich nur wenn ich spreche."

Strategische Inszenierungen und strategische Therapie

Der Familientherapeut Jay Haley nannte seinen Ansatz strategische Therapie. Ausgangspunkt dieses Ansatzes sind Fallbeispiele des amerikanischen Psychiaters Milton Erickson, die Elemente von strategischen Inszenierungen haben, wobei wie beim Schachspiel über mehrere Züge vorausgedacht wird. Ein kurzes Therapiebeispiel von Erickson: Eine verzweifelte Mutter ruft an, weil ihre 15 Jahre alte Tochter das Haus nicht mehr verlässt. Sie glaubt, sie habe „lächerlich" lange Füße und verweigert das Gespräch darüber. Erickson kommt als Hausarzt der Mutter, und die Tochter muss assistieren, indem sie warmes Wasser und Handtücher bringen muss. Plötzlich macht Erickson einen Schritt nach hinten und tritt ihr schmerzhaft mit seinen Fersen auf die Zehen, so dass das Mädchen aufschreit. Er sagt unwirsch zu ihr: „Wenn du dir die Füße hättest lang genug wachsen lassen, dass ich als Mann sie hätte sehen können, dann wäre ich jetzt nicht in so einer peinlichen Situation." Er untersucht die Mutter weiter, und die Tochter verlässt am Abend zur Überraschung der Mutter zum ersten Mal das Haus. In Haleys Buch *Die Psychotherapie Milton Ericksons* sind viele Fallbeispiele enthalten, die das mehrstufige strategische Vorausdenken illustrieren.[41]

Die folgende Geschichte zeigt, dass alte Leute mit viel Lebenserfahrung oft besondere Fähigkeiten haben, strategisch über mehrere Schritte vorauszudenken.

☞ Es ist kurz nach 15 Uhr 30 an einem Freitagnachmittag. Eine alte Dame um die siebzig betritt die Schalterhalle der Privatbank Meyer & Meyer. Die Dame zieht einen offensichtlich recht schweren Koffer hinter sich her. An der Kasse eröffnet sie dem Bankangestellten, dass sie eine Million Mark in bar im Koffer habe und diese Summe gerne bis Montag früh einzahlen und dann wieder abheben wolle. Der Bankmensch stutzt etwas und erklärt ihr, dass dies bei einer so hohen Summe in bar nicht ganz so einfach sei. Er verweist auf das Geldwäschegesetz und darauf, dass er bei dieser Summe auch einer älteren Dame eine Frage bezüglich der Herkunft des Geldes stellen müsse. Die alte Dame druckst etwas herum und will nicht so recht Auskunft geben. Der Angestellte ruft schließlich in der Chefetage an und bekommt den alten Seniorchef Meyer an den Apparat. Als Theophil Meyer hört „alte Dame mit Koffer mit Million", erklärt er die Angelegenheit sofort zur Chefsache.

Auch Theophil Meyer stellt pflichtgemäß die Frage nach der Herkunft des Bargeldes in dieser Größenordnung. Jedoch, auch bei ihm will die Dame nicht so richtig herausrücken. Schließlich erwähnt sie „Wettgeschäfte". „Sie wetten also auf Pferde oder Hunde?", erkundigt sich Senior Meyer. Die alte Dame schüttelt den Kopf: „Nicht auf Pferde, eher mit Menschen." Theophil Meyer versteht noch nicht. Die alte Dame erklärt ihm schließlich, dass sie es liebe, ungewöhnliche Wetten mit anderen Menschen abzuschließen und – sie gewinne immer.

Theophil Meyer schaut immer noch ungläubig: „Das ist eine interessante Geschichte und Behauptung, aber so etwas kann ich nicht unter ‚Herkunft des Geldes' ins Formular schreiben."

Die alte Dame zögert und sagt: „Ich gebe Ihnen mal ein Beispiel. Ich könnte zum Beispiel mit Ihnen wetten, dass Sie Montag früh um 9 Uhr viereckige Hoden haben. Ich würde diese Million in bar setzen, wenn sie dagegenhalten."

Die alte Dame öffnet den Koffer, und mit fachmännischem Blick sieht Meyer sofort, dass das mit der Million in bar wohl korrekt ist. Er hält die alte Dame unterdessen für etwas verrückt und versichert sich: „Sie würden also wirklich eine Million in bar gegen eine Million in bar wetten, dass ich am Montag früh um 9 Uhr – mit Verlaub gesagt – viereckige Eier habe?"

„Exakt", antwortet die alte Dame kurz und knapp. „Können wir das auch schriftlich fixieren?", erkundigt sich Theophil Meyer.

Die alte Dame stimmt zu, und Meyer Senior hat unterdessen das Geldwäschegesetz vergessen. Der Vertrag wird unterschrieben, und die Million wandert samt Koffer in den Tresor.

Den ganzen Freitagnachmittag und -abend fühlt sich Meyer sehr fröhlich. Die Million in bar kommt ihm sehr gelegen. Beim Einschlafen verspürt er jedoch zum ersten Mal ein leises Unbehagen. Er sieht plötzlich das doch recht selbstsichere Gesicht der Alten mit den merkwürdig intensiven Augen vor sich. Am Samstag steigert sich seine Unruhe mehr und mehr, und ab und zu verspürt er ein merkwürdiges

Ziehen und Reißen in den unteren Regionen. Er bekommt zunehmend Schweißausbrüche. „Wenn das schief geht ...", schießt es ihm immer wieder durch den Kopf. Samstag auf Sonntag kann er keinen Schlaf finden, er fühlt sich immer schlechter. Schließlich ruft er seinen besten Freund an. Dieser ist Internist. Als er von den Schweißausbrüchen und Beklemmungen hört, kommt er sofort. Er denkt an Herzinfarkt oder sonst eine ernsthafte Sache, weil er seinen Freund Theophil so nicht kennt. Die Untersuchung ergibt jedoch nur einen leicht erhöhten Blutdruck. Theophil bittet seinen Freund, ihn auch urologisch zu untersuchen. Auch da ist alles in Ordnung. Dies beruhigt Meyer jedoch nur für kurze Zeit. Sonntag um die Mittagszeit ruft er den Arzt wieder an. Dieser kommt sofort, findet jedoch wiederum nichts. Der Arzt meint: „Rück mal raus, was los ist! So kenne ich dich doch gar nicht. Um was geht es denn wirklich?"

Meyer gesteht die Wette. Der Arzt kann sich vor Lachen kaum beruhigen: „Jetzt spinne dir doch keinen ab! Das ist doch das Verrückteste, was ich je gehört habe! Deine Hoden sind völlig in Ordnung."

Dies beruhigt den alten Meyer. Er bittet jedoch den Arzt, am darauf folgenden Morgen um 8 Uhr 30 nochmals zu kommen und vor allem im Bankhaus als Zeuge zu erscheinen.

Punkt 9 Uhr betritt die alte Dame die Schalterhalle und wird sofort zum Chefzimmer von Theophil Meyer geführt. In der Begleitung der alten Dame erscheint ein junger Herr. Er wirkt etwas dandyhaft und neureich: Designer-Anzug, Seidentuch, etwas parfümiert und etwas unpassend protziges Goldkettchen.

Senior Meyer eröffnet das Gespräch: „Ich habe die Wette gewonnen. Dort drüben sitzt Dr. Frank, der mich vor zehn Minuten untersucht hat, er ist Facharzt und hat seine Approbation dort in der Mappe. Die alte Dame schaut ihn erstaunt an: „Guter Mann. Wie stellen Sie sich das vor? Es geht um eine Million in bar. Ich kenne Ihren Doktor Frank nicht. Wie kann ich ihm da vertrauen? Außerdem ist jetzt 9 Uhr, und vorher war es 10 vor 9 Uhr."

Jetzt ist der alte Meyer etwas verwirrt: „Ja, was schlagen Sie vor?"

Die alte Dame: „Es geht um eine Million in bar. Vertrauen ist gut, Kontrolle ist besser. Bei dieser Summe muss ich schon die Gelegenheit haben, mich persönlich zu überzeugen."

Der alte Meyer zögert, aber die Argumente leuchten ihm ein. Zudem ist er jetzt doch recht sicher, dass er die Wette gewinnen wird.

Er öffnet seine Hose, lässt sie herunter, und die alte Frau greift prüfend nach seinen Hoden.

Im selben Moment wird der junge Dandy ohnmächtig. Senior Meyer registriert das nur ganz am Rande. Ihm ist nur noch wichtig: Habe ich jetzt meine Million gewonnen oder nicht? Der Internist kümmert sich um den Ohnmächtigen, und Meyer stellt die Frage: „Na, wer hat gewonnen?"

Die alte Frau sagt völlig ruhig und gelassen: „Sie haben die Wette gewonnen. Die Million im Tresor gehört ihnen."

Auf dem Gesicht von Theophil Meyer spiegelt sich eine Mischung aus Euphorie und Ratlosigkeit wider: „Jetzt verstehe ich gar nichts mehr. Sie setzen so einfach eine Million aufs Spiel, verlieren und … ich dachte, Sie gewinnen immer?"

Die alte Dame lächelt: „Ich habe gewonnen. Mit dem jungen Mann, der gerade wieder zu sich kommt, habe ich am Freitag um zwei Millionen Mark gewettet, dass er zuschauen darf, wie der Seniorchef des Bankhauses Meyer am Montag Punkt 9 Uhr in seinem Büro vor mir die Hose runterlässt und ich ihm an die Hoden greifen darf."[42]

Die folgende Geschichte spielt vor etwa hundert Jahren und illustriert ebenfalls strategisches Planen und Handeln.

☞ Baron von Greifenhorst hat zum einen sehr viel Geld, und zum anderen ist er ein Pferdenarr. In der ganzen Region sind seine Pferde und ihre Rennerfolge Gesprächsthema. Er hatte schon viele wunderbare Pferde. Doch sein Hengst Attila übertrifft alles bisher Dagewesene. Niemand weiß so genau, wo er das Tier erworben hat. Es ist schlichtweg ein Araberpferd wie gemalt. Die Pferdehändler haben schon absolut irrationale Summen von über 20 000 Goldtalern geboten. Der Baron hat immer alle Käufer barsch abgewiesen. Eines Tages ist der Jammer groß: Attila ist erkrankt. Er hat rätselhafte Symptome. Die drei besten Tierärzte des Landes sind um Attila versammelt. Baron von Greifenhorst fragt schließlich die tierärztlichen Koryphäen nach ihrer Meinung. Alle drei wollen sich nicht festlegen. Der allgemeine Tenor ist: Bei einem normalen Pferd bestünde kein Grund zur Sorge, bei einem so hochgezüchteten Edeltier stecke man aber nicht drin. Es könne am nächsten Morgen wieder putzmunter sein. Es könne aber auch in drei Stunden schon tot sein.

Baron von Greifenhorst ruft seinen altgedienten Butler Thaddäus zu sich. „Mein alter Freund", beginnt der Baron, „du hast mir treu gedient. Du bist unterdessen selbst ein vermögender Mann, teilweise durch deine Arbeit und teilweise durch dein Wissen um Pferde und dein Glück bei den Pferdewetten. Schau dir Attila an. Ich verkaufe ihn dir für 10 000 Goldtaler. Du weißt, es wurde schon das Doppelte geboten. Wird das Pferd gesund, hast du in wenigen Tagen das Geld verdoppelt. Stirbt das Pferd, so war es ein gutes Spiel."

Thaddäus geht in den Stall und besucht Attila. Er grübelt und denkt und grübelt und denkt. Schließlich geht er zum Baron und kauft das Pferd. Die Verkaufsurkunde wird ausgestellt, mit Brief und Siegel des Barons. Doch schon fünf Stunden später ist Attila tot. Am Abend spannt Thaddäus Pferde vor die Kutsche und fährt in die nahe Stadt. Dort im Kaffeehaus weiß er alle Pferdehändler versammelt. Es ist der Ort, an dem auch immer die Wetten abgeschlossen werden. Er setzt sich in die Runde der Pferdehändler. Alle erkundigen sich nach dem Baron, und das Gespräch kommt schließlich auch mal wieder auf das Wunderpferd Attila. Thaddäus erklärt cool und beiläufig, dass der Herr Baron ihm Attila verkauft habe. Ungläubiges Staunen beherrscht den Raum. Alle denken, dies sei ein Scherz. Doch Thaddäus zeigt die Kaufurkunde. Das Kaffeehaus vibriert. Alle reden auf Thaddäus ein. Die Angebote überschlagen sich. Schnell ist man bei über 23000 Goldtalern. Thaddäus stoppt die Diskussion. „Ich bin da in einem großen Dilemma ...", beginnt er, „Rappen-Karl und Oswald sind meine besten Freunde. Franz hat mir schon zweimal finanziell aus der Patsche geholfen. So gibt es noch einige andere hier, denen ich verpflichtet bin. Wem soll ich da den Zuschlag geben? Ich mache einen Vorschlag: Wir machen eine Lotterie.

Es sind etwa 25 Händler hier. Jeder, der mitmachen will, legt 1000 Goldtaler in den Topf, und wir spielen die Sache aus. Wer gewinnt, hat für 1000 Goldtaler das Wundertier, ich habe mein Geld und alle hatten eine faire Chance und den Spaß obendrein." Der Saal ist von diesem Spiel fasziniert, und alle spielen mit. Karl Alfred, einer der jüngeren Pferdehändler, hat das Glück, das Pferd zu gewinnen, und alle sind Zeugen, wie die Urkunde den Besitzer wechselt.

Karl Alfred und Thaddäus fahren zusammen auf das Gehöft des Barons. Im Stall angekommen, muss Karl Alfred feststellen, dass seine Urkunde nicht viel Wert ist – das Wunderpferd liegt mausetot im Stall. Thaddäus ist das augenscheinlich sehr peinlich, und er murmelt: „Weißt du was? Ich gebe dir deine 1000 Goldtaler wieder zurück, so dass wenigstens du keinen Schaden erleidest." Karl Alfred nimmt zögernd die 1000 Taler und wendet ein: „Und was werden die anderen dazu sagen?" Thaddäus antwortet: „Was heißt die anderen? Die hatten doch ihr Geld ohnehin schon verloren."

Systemische Konzepte fürs Management

Die Heidelberger familientherapeutische Gruppe hat sich im Bereich des Managementtrainings mit der

Vermittlung systemischer Konzepte für Wirtschaft und Management einen Namen gemacht.[43]

In einem Workshop beleuchtet der Trainer seit drei Tagen Systeme und Prozesse aus allen Perspektiven. Theorie und Übungen, Anekdoten und Rollenspiele wechseln sich ab. Der Workshop nähert sich dem Ende, und einer der Teilnehmer berichtet aus seiner Kleingruppe und erzählt ein Beispiel systemischer Sichtweise:

☞ Der Staatsanwalt beim Kreuzverhör: „Was ist ihr Beruf?"

Angeklagter: „Ich bin Schauspieler."

Staatsanwalt: „Um genau zu sein: Sind Sie nicht Komödiant?"

Angeklagter: „Um genau zu sein: Nur wenn die anderen lachen."

Zum Abschluss wechselt der Workshopleiter überraschend die Ebene und schlägt eine kleine Übung mit Denksportaufgabe zur Allgemeinbildung vor.

Wir zitieren hier die Abschrift eines Videomitschnitts.[44]

☞ „Meine Damen und Herren, zum Schluss wollen wir noch etwas Allgemeinbildung betreiben. Mal sehen, was Sie so drauf haben. Also – ich nenne ein klassisches Zitat, und Sie sagen mir, wer es gesagt hat, wo und wann." Der Trainer beginnt: „‚Vom Eise befreit sind Strom und Bäche …'" Keiner weiß es. Da meldet sich schließlich ein japanischer Teilnehmer: „Johann Wolfgang von Goethe, Faust, Osterspaziergang, 1806!" Die Teilnehmer murmeln anerkennend.

Ein Seminarteilnehmer fragt flüstern seinen Nebensitzer: „Was weißt du über Goethes Werk?" – „Keine Ahnung. Ist das ein großer Betrieb?"

Der Seminarleiter stellt in der Zwischenzeit seine nächste Frage: „‚Der Mond ist aufgegangen, die goldnen Sternlein prangen …'" Und wieder, wie aus der Pistole geschossen, der Japaner: „Matthias Claudius, Abendlied, 1779!" Die Manager schauen peinlich berührt zu Boden. Der Seminarleiter: „‚Fest gemauert in der Erden …'" – „Schiller", strahlt der Japaner, „Das Lied von der Glocke, 1799!"

Jetzt finden es die Manager langsam ärgerlich. Murmelt einer: „Scheißjapaner!" Wieder ertönt die Stimme des Japaners: „Max Grundig, Computermesse CeBIT, Hannover 1982!"

Systemische und strategische Erziehung

„Lehrers Kinder und Pfarrers Vieh gedeihen selten oder nie" habe ich vor langer Zeit einmal gehört. Wie es mit Psychotherapeutenkindern ist, bedarf noch einer Untersuchung. Ein Psychologe war in froher Erwartung der ersten Vaterschaft. Er bereitete sich intensiv vor und beschloss, seine Erkenntnisse niederzuschreiben und zu publizieren. Das Buch erschien kurz nach Geburt des ersten Kindes und hatte den Titel: *Die zehn goldenen Regeln der Kindererziehung*. Bald kamen zwei weitere Kinder dazu. Einige Jahre später erschien eine zweite, stark überarbeitete Auflage mit dem leicht veränderten Titel: *Zehn Regeln der Kindererziehung*. Das erste der drei Kinder war gerade in der Pubertät, als die dritte Auflage mit dem Titel *Einige Regeln der Kindererziehung* erschien. Nachdem alle Kinder die Volljährigkeit erreicht hatten, erschien die letzte Auflage *Einige bescheidene Hinweise für die Kindererziehung*. Angehende Eltern schienen beim Lesen dieser vierten Auflage manchmal wegen des durchscheinenden Humors des Autors etwas irritiert. So schrieb er im Vorwort: „Warum hat Abraham Isaak als kleines Kind opfern wollen? Wenn er gewartet hätte, bis Isaak Teenager ist, dann wäre es kein richtiges Opfer mehr gewesen."

Der Pionier der modernen Hypnose, Milton Erickson, hatte acht Kinder. In dem Buch *Lehrgeschichten von Milton Erickson* von Sidney Rosen finden sich mehrere hochinteressante Anekdoten, die kreative Ideen für die Erziehung von Kindern enthalten. Der

Chefarzt einer Kinder- und Jugendpsychiatrie, Wilhelm Rotthaus, hat ein viel beachtetes Buch über systemische Erziehung mit dem mehrdeutigen Titel *Wozu erziehen?* geschrieben.[45]

Ein leidgeprüfter Vater hatte nach dem Lesen der Bücher von Rotthaus und Sid Rosen neue Ideen für die Erziehung seines 17-jährigen Sohnes.

Und das war so:

☞ Die Mutter von Hans, einem 17 Jahre alten Gymnasiasten, erwischt endlich ihren Mann am Telefon: „Ich gebe es jetzt auf. Er hört nicht auf mich. Er vernachlässigt die Schule. Er kommt und geht, wann er will. Kein Wunder – du bist auch kaum noch als Vater präsent. Ich mache jedenfalls nichts mehr. Wundere dich nicht, wenn er von der Schule verwiesen wird …"

Nach einigen Tagen gelingt es dem Vater, seinen Sohn kurz ans Telefon zu bekommen, und er bestellt ihn für den nächsten Tag 14 Uhr 30 zu sich ins Büro.

Der Sohn ahnt nichts Gutes. Etwas geduckt betritt er in deutlicher Abwehrhaltung das Chefzimmer seines Vaters. Der Vater ist jedoch unerwartet nett und freundlich. Er bietet seinem Sohn einen Platz in der Sitzecke an und geht zur Bar: „Darf ich dir einen Drink anbieten? Vielleicht ein Kirschwasser, einen Wodka oder …?" Der Sohn unterbricht: „Papa, was soll das?

Du weißt, ich trinke keine harten Sachen." Der Vater meint: „Na, du bist bald 18, und ich dachte, ich kann es dir zumindest anbieten. Oder willst du vielleicht eine gute Zigarre? Ich habe beste Havannas hier." Der Sohn wundert sich noch mehr: „Was soll der Scheiß?! Ich rauche doch keine Zigarren! Was hast du hier vor?" Der Vater meint: „Na gut, ich dachte, ich kann es dir mal anbieten. Oder vielleicht ein Herren-magazin? *Playboy*? *Penthouse*? Oder vielleicht den *Hustler*?" Der Sohn reagiert irritiert bis ärgerlich: „Quatsch! Was soll denn das?!" Aber dann zögert er: „*Hustler*? Darüber haben wir neulich geredet. Kann ich da mal reinschauen?" – „Selbstverständlich", sagt der Vater. Der Sohn blättert interessiert in dem Heft und öffnet schließlich ein großes Ausklappbild. Dem Jungen verschlägt es schier die Sprache. Schließlich sagt er zum Vater: „Mensch Papa! Die hat ja eine Wahnsinnsfigur. Sowas habe ich noch nie gesehen. Mensch! Wer kriegt denn so 'ne Frau?"

„Nur der Primus", antwortet der Vater.

Die moderne Kindererziehung hat jedoch auch Gren-zen. Kinder lernen schnell, sich auf neue Strategien der Eltern einzustellen. Dies zeigt die folgende Episode:

☞ Vater zum Sohn: „Was du weißt, kann dir nie-mand nehmen."

Sohn zum Vater: „Was ich nicht weiß, kann mir auch niemand nehmen!"

Die Grenzen traditioneller Erziehungstechniken zeigt die folgende Begebenheit:

☞ Mutter ist in hellster Sorge: Das Sommerferienlager steht an. Die 13 Jahre alte Tochter Maria wird zum ersten Mal für zwei Wochen nicht in der Obhut der Eltern sein. Dazu kommt: Der frühreife Rolf mit seinen 14 Jahren wird mitfahren. Jeder weiß, er hat ein Auge auf die hübsche Maria geworfen.

Abends beginnt die Mutter das Gespräch mit Maria: „Also, wenn der Rolf dich küssen will, lass das nicht zu! Sonst ist die Mami ganz traurig. Und wenn er in dein Zelt kommen will, lass ihn ja nicht rein! Sonst ist die Mami sehr sehr traurig." Am nächsten Tag spricht die Mutter das Thema noch einmal an: „Und vor allem: Wenn er doch in dein Zelt gekommen ist – lass ihn sich ja nicht auf dich legen. Sonst ist die Mama sehr sehr traurig."

Das Ferienlager ist endlich zu Ende. Maria ist in den Schoß der Familie zurückgekehrt. Die Mutter bespricht mit ihr die Erfahrungen aus dem Lager und fragt etwas misstrauisch: „Und wie war es mit Rolf?" – „Oh, das war genau, wie du mir gesagt hast. Er wollte mich küssen. Ich habe es natürlich nicht zuge-

lassen. Sonst wärst du ja traurig gewesen. Später wollte er auch in mein Zelt, und er wollte sich auch auf
mich legen. Aber ich habe es nicht zugelassen." Die
Mutter ist erleichtert. Die Tochter fügt noch an: „Aber
ich bin dann zu seinem Zelt und habe ihn geküsst und
habe mich auf ihn gelegt. Soll doch seine Mama traurig
sein."

Erziehung beginnt in der Regel früh, und manchmal
bringen schon sehr kleine Kinder die Eltern zum Ver-
zweifeln. So ging es einmal der Familie von Heino.

☞ Heinos kleiner Sohn schreit und schreit. Die
Mutter probiert es mit Schaukeln, mit Streicheln, mit
Tätscheln ... alles vergeblich. Entnervt betritt sie das
Wohnzimmer und wendet sich an Heino: „Mir reicht
es! Ich kann nicht mehr. Jetzt musst du dich mal um ihn
kümmern." Heino steht entschlossen auf und geht
Richtung Kinderzimmer: „Ich werde ihm was vorsin-
gen." – „Aber Heino?", sagt die Mutter mit ängstli-
chem Blick, „möchtest du es nicht doch erst noch mal
im Guten versuchen?"

Teile-Arbeit

Die Arbeit mit verschiedenen Persönlichkeitsanteilen
gehört zum Repertoire verschiedener Therapiemodel-

le. Manche Therapeuten sprechen vom Bewussten und vom Unbewussten, andere vom Ich, Es und Über-Ich und wieder andere, wie die Transaktionsanalytiker, kennen ein Kind-Ich, ein Eltern-Ich und ein Erwachsenen-Ich. Die Ego-State-Therapie von John Watkins ist eine Möglichkeit, hypnotisch mit diesen Teilen zu arbeiten.

Vielleicht begann dieses Dilemma mit den verschiedenen Teilen schon ganz früh. Folgende, bisher wenig bekannte Episode aus der Schöpfungsgeschichte deutet jedenfalls darauf hin.

☞ Gott sprach zu Adam: „Ich habe eine gute und eine schlechte Nachricht für dich. Die gute Nachricht ist: Du bekommst sowohl ein Gehirn als auch einen Penis. Die schlechte Nachricht ist: Du hast nur soviel Blut, dass du nur eines zu einer Zeit benutzen kannst."

Auch der Dialog, der bereits im Kapitel über Alkohol in diesem *HaHandbuch* auftaucht, verdeutlicht die Bedeutung dieses Konzeptes.

☞ Arzt: „Sie wollten doch ein anderer Mensch werden."
Patient: „Stellen Sie sich mein Pech vor, Herr Doktor: Der andere Mensch trinkt leider auch."

Trauerarbeit

Norman Paul ist ein Analytiker und Paartherapeut aus Boston. Er führt viele psychische und körperliche Probleme auf nicht geleistete Trauerarbeit zurück. Das heißt, wenn zum Beispiel der Tod eines nahen Angehörigen nicht betrauert wurde, dann wirken diese nicht gelebten und bearbeiteten Gefühle eher im Untergrund weiter. Viele Kulturen haben ihre Bräuche, Rituale und Zeremonien, um Tote zu verabschieden und den weiterlebenden Angehörigen die Folgezeit zu strukturieren. In manchen Kulturen gibt es die Klageweiber, in anderen den Leichenschmaus nach der Beerdigung.

In der jüdischen Tradition gibt es den Brauch, dass bei der Beerdigung einige Menschen etwas Positives über den Verstorbenen sagen müssen, bevor er beerdigt werden kann.

☞ Ein außerordentlich unbeliebter jüdischer Geschäftsmann ist gestorben. Es kommt zum Moment, wo die positiven Stimmen laut werden sollen. Alles in der großen Runde schweigt. Der Rabbiner fordert die Trauergemeinde wiederholt dazu auf, etwas Positives über den Verstorbenen zu sagen. Alle schweigen jedoch beharrlich. Der Rabbiner gibt zu bedenken, dass er die Beerdigung nicht fortführen könne, ohne dass dieser Teil des Zeremoniells stattgefunden hat. Wenigstens einer müsse etwas Positives sagen. Schließlich hört man eine Stimme aus dem Hintergrund, die sagt: „Sein Bruder war noch schlimmer als er."

Todesanzeigen oder Grabinschriften spiegeln unterschiedliche Umgangsformen mit dem Ableben wider.

☞ Eine türkische Frau erscheint in der Anzeigenabteilung einer lokalen Tageszeitung. Sie will eine Todesanzeige für ihren verstorbenen Gatten aufgeben. Sie diktiert der Dame am Anzeigenschalter den Text: „Ali tot." Die Angestellte weigert sich, die Anzeige so anzunehmen. Die türkische Frau insistiert jedoch auf „Ali tot." Alle, die Ali kennen, wüssten, wer Ali ist und wer Ali war. Mehr sei nicht notwendig. Und außerdem würde jede Zeile mehr schließlich Geld kosten. Die Angestellte insistiert weiter: „Das sieht doch einfach merkwürdig aus – ‚Ali tot'." Schließlich schlägt sie vor: „Wissen Sie was? Ich darf das eigentlich nicht, aber ich gebe Ihnen einfach noch zwei Zeilen dazu. Die brauchen Sie nicht zu bezahlen. Schreiben Sie noch zwei Zeilen dazu." Die türkische Frau nimmt noch einmal das Formular und schreibt: „Ali tot. Ford Transit zu verkaufen."

Wie gesagt: Auch Grabinschriften zeigen etwas von der Art der Trauer, die man dem Verstorbenen gegenüber empfindet.

Im Folgenden haben wir einige berufsbezogene Grabinschriften gesammelt.

☞ Was steht auf dem Grabstein ...

... eines Schornsteinfegers? Er kehrt nie wieder.

... eines Starkstromelektrikers? Tausendmal berührt, tausendmal ist nichts passiert.

... eines Lehrers? Zwei nimmermüde Hände haben aufgehört zu schlagen.

... eines Call-Boys? Er kommt nie wieder.

... eines Gleisarbeiters? Er hat wohl etwas Zug bekommen.

... einer Jungfrau? Ungeöffnet zurück.

... eines Blues-Musikers? I didn't wake up in the morning.

... eines Spanners? Der ist weg vom Fenster.

... eines Nichtschwimmers? Weit schwamm er nicht. Aber tief.

... einer Schwiegermutter? She left us in peace.

... eines homosexuellen Sohnes? Asche zu Asche. Erde zu Erde. Hätte er es mehr mit Frauen getrieben, wäre er länger bei uns geblieben.

... eines Chemiearbeiters, der in Salzsäure fiel? Er hat seine Probleme immer selbst gelöst.

... eines Beamten? Umgebettet – Ruhe weiter in Frieden.

... eines Manta-Fahrers? Tiefergelegt 1999.

... eines ermordeten Zahnarztes? Er ging auf den Nerv und füllt hier sein letztes Loch.

... eines Geisterfahrers? Er war bis zuletzt entgegenkommend.

... eines herzkranken 70-jährigen Liebhabers? Er kam und ging.

... eines Verwaltungsbeamten? Er hinterlässt eine Lücke, die ihn nur unvollständig ersetzt.

... eines Totengräbers? Wer andere in die Grube trägt ...

... eines Philosophen? Von der Wiege bis zur Bahre sind die schönsten Lebensjahre.

... eines Psychologen? Born to be mild.[46]

☞ Die Frau schreibt auf den Grabstein des Mannes: Ruhe in Frieden, bis wir uns wiedersehen ...[47]

☞ Der Mann schreibt auf den Grabstein der Frau: So eine wie Dich werde ich nie mehr finden und nicht mehr suchen.

☞ Was schreibt ein Schwuler auf den Grabstein seines Freundes? Du fehlst mir hinten und vorne.

☞ Der letzte Satz eines Architekten? „Ach, jetzt fällt mir aber etwas ein!"

☞ Der letzte Satz eines Wüstenwanderers? „Verdammt und zugeweht!"

☞ Der letzte Satz im Kernkraftwerk? „So was kann bei uns nicht passieren."

☞ Was waren die ersten Worte als Yoko vom Tod John Lennons hörte: „Oh, no!“

Auch ein zeitweiliger Abschied erfordert Trauerarbeit. Dies zeigt der Text, den ein Seemann auf die Ansichtskarte an seine Frau schrieb: „Liebe Rita, der Wind pfeift, das Meer tobt, und ich muss immer an dich denken.“

Einen besonderen Umgang mit Trauer zeigt die folgende Geschichte:

☞ Ein Beerdigungszug zieht vorbei. Am Straßenrand stehen einige trauernde Leute. Ein Passant kommt hinzu und fragt: „Wer ist denn gestorben?“ Die Antwort: „Der Typ im Sarg.“

Der tragische Tod von Lady Di war Anlass für Trauerreaktionen mit schwärzestem Humor:

☞ Was haben Boris Becker und Lady Di gemeinsam?
Beide haben einen Aufschlag von über 180 km/h.

☞ Aber: Was ist der Unterschied zwischen Lady Di und Boris Becker?
Boris hat noch einen zweiten Aufschlag.[48]

Und noch ein Witz zum Thema:

☞ „Wer war der letzte Indianer? Dodi Al Fayette."

Als der Heidelberger Familientherapeut Arnold Ret-
zer mir diesen Witz erzählte, hat er sich köstlich amüsiert, wie lange ich brauchte, um das Wortspiel zu erkennen.[49]

Telefonseelsorge

Beratung am Telefon ist ein wichtiger Bestandteil der
psychosozialen Versorgung. Die Nachfrage nach dieser Möglichkeit, rasch und jederzeit Unterstützung zu
bekommen, ist zu manchen Stunden sehr groß. Deshalb haben sich die Telefonseelsorgedienste nun entschlossen, die moderne Technik zu nutzen, um die
Anrufer gleich an die richtigen Spezialisten im Team
weiterzuleiten.

☞ Der Ansagetext lautet:
„Hallo! Sie sprechen mit der Telefonseelsorge.
Wenn Sie zwanghaft sind, drücken Sie wiederholt
die 1. Wir wiederholen: Drücken Sie wiederholt die 1.
Wir wiederholen: Drücken Sie wiederholt die 1.
Falls Sie koabhängig sind, bitten sie jemanden, dass
er für Sie die 2 drückt.

Falls Sie eine multiple Persönlichkeit haben, drücken Sie 3, 4, 5 und 6.

Falls Sie depressiv sind: Es ist egal, welche Nummer Sie drücken, es hört niemand zu und niemand wird antworten.

Falls Sie unter Verfolgungswahn leiden: Wir wissen, wer Sie sind und was Sie wollen! Bleiben Sie am Telefon, bis wir die Leitung zurückverfolgt und Ihren Aufenthaltsort identifiziert haben.

Falls Sie schizophren sind: Achten Sie sorgfältig auf eine Stimme. Die Stimme wird Ihnen sagen, welche Nummer Sie zu drücken haben.

Wenn Sie manisch oder größenwahnsinnig sind, dann wählen Sie Nulleinssiebenneun Dreieinsig Dreieinsig Dreieinsig Dreist. Sprechen Sie dann mit dem Vorsitzenden der Deutschen Bischofskonferenz über das weitere Vorgehen.

Für eine Liste ausgebildeter Hypnotherapeuten senden Sie einen frankierten Rückumschlag an die Milton Erickson Gesellschaft, Konradstr. 16, 80801 München."[50]

Überweisungskontext

Die systemische Familientherapie hat den Verdienst, die Bedeutung des Überweisungskontextes erkannt und reflektiert zu haben. Das Erfragen und Einbeziehen des Überweisers verändert vielfach das therapeutische Vorgehen. Ein Klient kann zum Beispiel von seinem Vorgesetzten oder Ehepartner zur Behandlung genötigt worden sein. Für den Behandler und die Therapie kann es von zentraler Wichtigkeit sein, davon zu wissen.

In der folgenden Geschichte fragt der Facharzt in vorbildlicher Weise nach dem Überweisungskontext.

☞ Der Patient hat merkwürdige Symptome. Der Arzt fragt: „Wo waren Sie denn bisher in Behandlung?" Der Patient erzählt, bei einem Heilpraktiker mit Namen Schmieg gewesen zu sein. Der Arzt wendet seinen Blick zum Himmel: „Ach du meine Güte! Und? Was hat Ihnen dieser Scharlatan denn geraten?" – „Er hat mir empfohlen, mich an Sie zu wenden."

Der Patient schildert schließlich seine merkwürdigen Symptome, und der Arzt fragt: „Hatten sie das schon mal?" Der Patient bejaht dies, worauf der Arzt diagnostiziert: „Dann haben sie es wieder."

Unterbrechen der bewussten Erwartungshaltung

Das Unterbrechen der bewussten Erwartungshaltung ist eine der Techniken, die Erickson benutzte, um Trance zu induzieren. Es wird etwas getan, was so weit außerhalb des Vorstellungsvermögens liegt, dass eine betroffene Person vielleicht Sekunden oder länger regungslos steht. Kurt Felix hat in seiner Sendung „Verstehen Sie Spaß" nicht wenige seiner Opfer mit dieser Technik „hypnotisiert". So wurde einmal für diese Sendung vor der Garmischer Post gedreht. Als die Leute von der Post zurückkamen, war auf dem Dach ihres Autos plötzlich ein Skiständer mit vier Paar Ski. Eines der Opfer stand minutenlang regungslos, starrte auf das Auto und versuchte, die Situation einzuordnen.

Wie lange im folgenden Witz einzelne Beteiligte regunglos standen, ist nicht überliefert.

☞ Eine Frau entschließt sich, für das eheliche Schlafzimmer einen neuen Schrank zu kaufen. Sie fährt zu IKEA und ersteht ein passendes Stück. Zu Hause angekommen, beginnt sie den Schrank laut Anleitung zusammenzubauen. Schließlich steht der Schrank, und die Frau betrachtet das Werk. Jedoch – plötzlich fährt in der nahen Straße die U-Bahn vorbei, und das ganze Haus vibriert leise. Der Schrank kollabiert schlagartig. Die Frau ist etwas frustiert und studiert die Bauanleitung noch einmal intensiv. Nach ihrem Eindruck hat sie alles korrekt zusammengebaut. So macht sie sich ein zweites Mal ans Werk. Doch kaum fährt die U-Bahn wieder vorbei, zerlegt sich der Schrank wiederum in seine Einzelteile. Die Frau denkt sich: Egal – scheißegal – Ikea-Regal, und ruft verärgert bei IKEA an. Schon zwei Stunden später steht der Kundendienst vor der Tür, und der Schreiner beginnt gönnerhaft den Schrank zusammenzubauen. Soweit die Käuferin es beurteilen kann, macht er genau dasselbe wie sie. Der Schrank steht zum dritten Mal. Der IKEA-Schreiner will gehen. Die Frau fordert ihn jedoch auf zu warten, bis die nächste U-Bahn vorbeifährt. Der Schreiner hält dies für lächerlich, aber er kommt der Bitte nach. Kaum fährt vibrierend die nächste U-Bahn vorbei, zerbricht der Schrank in seine Einzelteile. Der Schreiner ist völlig überrascht und sagt: „Das verstehe ich nicht! Von außen sieht alles völlig o.k. aus." Er baut den Schrank noch einmal zusammen und beschließt, sich mit einer Taschenlampe in den Schrank zu setzen, um das Ganze mal aus der Innenschau zu beobachten. Gerade in diesem Moment kommt der Ehemann unerwartet nach Hause. Die Frau wollte ihn eigentlich mit dem neuen Schrank überraschen, und versucht nun etwas angespannt und verwirrt, ihn vom Schlafzimmer fernzuhalten. Der Mann wird misstrauisch und stürmt ins Schlafzimmer. Er sieht den Schrank, reißt die Türen auf und erblickt den fremden Mann. Rüde herrscht er ihn: „Was machen Sie hier?!" Der Handwerker antwortet: „Sie werden es mir nicht glauben. Aber ich warte auf die U-Bahn."

☞ Eine Frau kommt ins Krankenhaus, um ihre beste Freundin zu besuchen, und sagt mitleidig: „Mein Gott, ich habe irgendwie immer damit gerechnet, dass dein Mann dich eines Tages fallen lässt. Aber doch nicht gleich aus dem dritten Stock!"

Utilisation

Utilisation ist das zentrale Konzept Ericksonscher Hypnotherapie. Das Leben dieses amerikanischen Pioniers der modernen Hypnose und Kurztherapie ist ein Beispiel für dieses Prinzip. Erickson hatte zweimal im Leben Kinderlähmung, aber seiner Überwindung der damit verbundenen Lähmungen und Schmerzen verdanken wir viele Techniken für die Rehabilitations- und Schmerztherapie. Das meist als „Nutzbarmachung" übersetzte Prinzip besagt unter anderem, dass Schwächen als Stärken umdefiniert und für therapeutische Zwecke genutzt werden können.

Die polnische Kollegin Kasia Szymanska benutzt den folgenden Witz als Ausgangspunkt für ihre Workshops zum Thema Utilisation. Er thematisiert auf amüsante Weise, wie man aus Schwächen Stärken machen kann.

☞ Ein Stotterer kommt zur Bibelgesellschaft: „B b b b bitte, ich mmömmmmmöchte Bi Be Bi B Bibibibibeln veveveveverkkkaufen." Man möchte den Mann zuerst abwimmeln. Er ist jedoch sehr stur. Er möchte Bibeln verkaufen. Man gibt ihm schließlich zwei Bibeln und zwei Quittungen. Er ist jedoch nicht zufrieden: „Nnnnnnein. Ich mmmömömömmmöchte gggegegerne zezezehn BiBibbbbibibbbbeln veveverkkkaufen." Das Sprechen ist von heftigen Zuckungen begleitet. Man hat schließlich Mitleid mit dem jungen Mann und gibt ihm einen Karton mit zehn Bibeln und einen ganzen Quittungsblock. Er wird noch aufgefordert, in sechs Wochen einmal abzurechnen. Die Überraschung ist jedoch groß: Bereits am Nachmittag desselben Tages kommt der Mann mit Quittungsdurchschlägen und dem Geld. Alle zehn Bibeln sind verkauft. Der junge Mann nimmt gleich zwei Kartons mit. Am nächsten Tag gegen Abend kommt er wieder mit dem Geld. Er hat alles verkauft. Der Geschäftsführer der Bibelgesellschaft ist fassungslos: „Sie, ich bin hier seit über 13 Jahren Geschäftsführer. Das hat noch

keiner geschafft! 30 Bibeln an zwei Tagen! Wie schaffen Sie das? Wie machen Sie das?" Der Stotterer lächelt: „Dddadddaaddas ist gggggaggaggggggaanz ei-
eineineinfffach. Ich kkkekkklingle. Wwwenn jjeje-
mand aufmmmacht, dddann ssassage ich: Ich hhhhh
hhhhh hhhhahaahaabe hhhhhi hihihi hihier eieine
Bbbbibbbiibibibbbbel. WwwoWwwoWwwollen Sss
ssie eieieine Bbbbibbbiibibibbbbel kaukaukaukauff-
fen, ooooder oder sssoll ich Iiiiihnnen dddeddddaraus
vvvvovvorlesen?"

Utilisation von Übertragung

Übertragung ist ein zentraler Begriff der Psychoanalyse. Er besagt, dass Menschen alte Beziehungserlebnis-
se, z.B. aus der Kindheit, in aktuellen Beziehungen
wiederzuerkennen glauben. Sie wurden als Kind unter
Umständen wenig beachtet und fühlen sich dann auch
von ihrem Therapeuten wenig beachtet. Sie „übertragen" ihr früheres Erleben also auf die heutige Beziehung.

Utilisation ist ein zentraler Begriff der modernen
Hypnotherapie, die auf Milton Erickson zurückgeht
(siehe das vorausgehende Kapitel).

Die folgende Geschichte könnte die längst fällige
Kombination dieser beiden Konzepte vorwegnehmen.

☞ Nach zehn Jahren Analyse mit vier Sitzungen jede Woche sagt der Analytiker zu seinem Patienten[51]: „Wir haben alle therapeutischen Ziele erreicht. Sie müssen nicht mehr kommen. Außerdem beschränke ich meine Therapien generell auf zehn Jahre – mit den notwendigen Ausnahmen natürlich." Der Patient ist geschockt: „Herr Doktor, ich habe mich aber an diese regelmäßigen Treffen sehr gewöhnt. Ich möchte nicht sagen, dass ich abhängig bin, aber ich kann doch nicht so einfach nicht mehr kommen."

Der Arzt gibt ihm seine private Telefonnummer. „Falls Sie je etwas brauchen, können sie mich jederzeit anrufen." Rund zwei Wochen später, so gegen 6 Uhr morgens, klingelt beim Arzt das Telefon, und es ist besagter Patient: „Herr Doktor, ich hatte einen schrecklichen Alptraum. Ich träumte, Sie sind meine Mutter, und ich habe schrecklich geschwitzt." Der Arzt: „Hmm. Aha. Und was haben Sie dann getan?" Der Patient: „Ich analysierte den Traum in der Art, wie Sie es mir in der Analyse beigebracht haben. Ja, und dann konnte ich nicht mehr schlafen. Ich ging hinunter und frühstückte." Der Arzt: „Und was hatten Sie zum Frühstück?"

Der Patient: „Einfach nur eine Tasse Kaffee."

Der Arzt herrscht ihn mit barscher Stimme an: „Und das nennen Sie ein Frühstück?!"

Ein weiteres Beispiel dazu:

☞ „Was sind Sie von Beruf?", will der Psychoanalytiker wissen. „Automechaniker", bekommt er zur Antwort. „Gut, dann legen Sie sich mal hier unter die Couch."

☞ Etwas später in der gleichen Praxis.
Der Patient: „Niemand beachtet mich."
Der Analytiker: „Der Nächste bitte!"

Übrigens:

☞ Was ist das größte Problem der Selbstanalyse? Übertragung und Gegenübertragung.

Verbalisierung emotionaler Erlebnisinhalte

Emotionale Erlebnisse sprachlich zu verbalisieren ist eine Forderung der Gesprächspsychotherapie nach Carl Rogers. Dabei ist es selbst literarisch begabten Zeitgenossen nicht immer vergönnt, komplexe emotionale Befindlichkeiten mit Worten auf den Punkt zu bringen. Dabei kann diese Fähigkeit schon von klein auf geschult werden, wie das Beispiel des Vaters in folgender Geschichte zeigt:

☞ Eines Tages kommt der achtjährige Karl nach Hause und will wissen: „Papa, was ist ‚ausrasten'?" Auf entsprechendes Nachfragen erklärt der Kleine, ein Freund habe erzählt, dass sein Bruder einen Lehrer so richtig zum Ausrasten gebracht habe. Ob das so etwas wie ärgern sei, mutmaßt er. Der Vater beschließt, dem Sohn den Unterschied zwischen Ärgern und Ausrasten zu verdeutlichen. Er geht mit ihm zum Telefonapparat mit Freisprechanlage, so dass sein Sohn mithören kann.

Der Vater wählt willkürlich eine Nummer, und eine Männerstimme antwortet. Vater sagt: „Ist Charlielein da? Kann ich mit Charlie sprechen?"

Am anderen Ende: „Hier gibt es keinen Charlie. Passen Sie das nächste Mal besser auf, bevor sie sich verwählen!"

Der Vater wendet sich an den Sohn: „Das war noch nicht mal Ärger. Das war eher eine Verstimmung. Jetzt zeige ich dir, was Ärger ist. Wir werden ihn nämlich jetzt mit der Wahlwiederholung nochmal anrufen." – „Hallo, ist Charlielein da? Kann ich mit Charly sprechen?" Der Mann auf der anderen Seite ist jetzt wirklich ärgerlich: „Was soll der Quatsch?! Schauen Sie doch endlich nach der richtigen Nummer oder rufen sie die Auskunft an!" Der andere knallt schließlich den Hörer auf.

Der Vater erklärt dem Sohn, dass dies jetzt schon Ärger gewesen sei. Ausrasten werde er ihm jedoch jetzt

demonstrieren. Erneut drückt er die Wahlwiederholung und meldet sich: „Hallo, hier ist Charlielein.
Hat irgendjemand für mich angerufen?"

Viagra

Das Potenzmittel Viagra war 1998 das meistdiskutier-
te Potenzmittel für den Mann. Nicht nur die Aktien-
kurse der herstellenden Pharmafirma schossen schlagartig in die Höhe. Bald gab es jedoch Berichte von
Nebenwirkungen wie Ohnmacht oder gar Todesfäl-
len. Die Todesfälle konnten den Viagra-Boom jedoch
nicht stoppen. Die Tatsache, dass Viagra einen Mann
auf ewig steif machen kann, wurde von den Kunden
wohl als großes Plus betrachtet. Ein älterer Herr in
Amerikas Westen erklärte in einem Interview: „Es war
schon immer mein Traum, im Sattel zu sterben."

Wirkungen und Nebenwirkungen von Viagra hätte
man vorab schon ahnen können, wenn man den Fall
des folgenden Saunabesuchers sorgfältiger analysiert
hätte.

☞ Männersauna in einem öffentlichen Schwimm-
bad. Nach langen politischen Kämpfen hatte es eine
Männeriniative endlich geschafft, einen Männertag

in der Sauna durchzusetzen. Die Frauen hatten sich dieses Recht schon 15 Jahre zuvor erkämpft. Die Männersauna bot endlich die Möglichkeit, unbelästigt von Frauen alle Themen offen ansprechen zu können.

Ein neuer Saunagast betritt die Saunakammer und legt sich auf sein Handtuch. Alle schauen auf sein riesiges Glied. Einer ergreift schließlich das Wort: „Sag mal. Du hast ja ein starkes Stück, um von der Länge nicht zu reden. Was ist das denn für ein Gefühl, wenn du mit einer Frau schläfst?" Gibt der Mann zur Antwort: „Kann ich nicht viel dazu sagen. Jedesmal, wenn mein Glied voll erigiert ist, braucht es soviel Blut, dass ich ohnmächtig werde und nichts mehr mitbekomme."[52]

Warum Viagra auf eine gewisse Aufmerksamkeit gestoßen ist, zeigt die Geschichte mit den vier Stieren.

☞ Vier Stiere sind auf Wanderschaft. Der erste Stier ist ein Jahr alt, der zweite fünf Jahre, der dritte zehn, und der vierte Stier ist schon 20 Jahre alt. Die Stiere erreichen die Spitze eines Hügels, und ihr Blick fällt ins Tal. Plötzlich entdecken sie eine Herde von zwanzig Kühen. Der erste Stier sagt: „Da galoppieren wir runter mit Hurra. Für jeden von uns fünf." Der fünfjährige Stier meint, dies sei eine gute Idee, ihm reiche jedoch eine Kuh. Der dritte Stier sagt: „Also, wenn die was wollen, dann sollen die doch heraufkommen." Der vierte Stier schließt an: „Wenn wir uns ducken, dann sehen sie uns nicht."

☞ Der kleine Paul fragt seine Mama, was „impotent" bedeute. Die Mama zögert etwas, überlegt und meint schließlich: „Das ist, wie wenn du mit gekochten Spaghetti Mikado spielen willst."

Wert der Erfahrung

Unsere Gesellschaft wandelt sich in enormen Tempo. Mein Großvater starb 1982 mit 98 Jahren. Als er Kind war, gab es noch keine Autos, keine Flugzeuge, kein Radio, keine Fernseher, keine Computer oder Handies. Das meiste davon war absolut unvorstellbar. Früher hatten die Alten die größte Erfahrung und konnten diese Erfahrungen weitergeben. Heute können die Alten diese Rolle vielfach nicht mehr einnehmen, weil die Entwicklung in vielem zu schnell vonstatten geht. Heute gilt: So wie die Alten sungen, so singt heut' keiner mehr.

Wie wichtig Erfahrung aber ist, zeigt der folgende Witz, den mir Jane Parsons-Fein erzählte, eine alte, erfahrene Kollegin aus New York.

☞ Die Aliens landen auf der Erde. Der Zufall will es so: Der Landeplatz ist mitten in der Wüste von Arizona, ganz in der Nähe einer verlassenen Geisterstadt. Zwei Aliens verlassen das Raumschiff und versuchen sich zu orientieren. Sie entdecken erstmal keinerlei Anzeichen von Leben. Alles ist heiß und flimmert. Sie gehen in Richtung der Geisterstadt. In der Stadt angelangt, biegen die beiden um ein Ecke und stehen plötzlich vor einer alten Tanksäule. Die Aliens erstarren. Der eine beginnt zu sprechen: „He, Fremder! Führ uns zu deinem Boss!" Die Tanksäule reagiert so wenig wie ein Wachsoldat vor dem Buckingham-Palast. Der Alien wiederholt etwas aggressiver: „Ich sag's nicht noch mal! Führ uns zum Boss!" Die Tanksäule reagiert absolut nicht. Der Alien zieht seine Strahlenpistole und droht: „Also, du bewegst dich jetzt, oder es passiert." Der andere Alien will ihm noch in den Arm fallen und ihn zurückhalten. Zu spät. Er beschießt die Tanksäule. Eine riesige Explosion zerreißt die Stille. Die Aliens finden sich beide ziemlich angekratzt einige hundert Meter weiter im Staub wieder. Der impulsive Alien wendet sich benommen an seinen Kollegen: „Woher hast du gewusst, dass der Typ so gefährlich ist? Du wolltest mich noch zurückhalten." Der andere Alien antwortet: „Weißt du, das macht die Erfahrung. Ich bin um vieles älter als du, bin weit in den Galaxien herumgekommen. Und eines habe ich mir gemerkt:

Wenn sich einer sein Ding zweimal um den Bauch schlingen und es sich dann ins Ohr stecken kann – mit dem ist nicht gut Kirschen essen."

Zeitprogression

Von Altersregression spricht man, wenn der Patient mittels Hypnose in frühere Erlebnisse versetzt wird. Von Zeitprogression spricht man, wenn man in zukünftige Erlebnisse geht. Der Hamburger Hypnotherapeut Ortwin Meiss benutzt die Methode der Zeitprogression erfolgreich, um Klienten zu helfen, ihre Prüfungsängste und -probleme in den Griff zu bekommen. Die Klienten werden in die Zukunft versetzt und berichten aus der Zeit nach der Prüfung, wie sie die Prüfung geschafft haben. Der Patient halluziniert sozusagen einen eigenen individuellen Lösungsweg. Oft sind die Klienten überrascht, was sie bei dieser Zeitprogression erleben und welche Ideen auftauchen. Nach neueren Forschungen funktioniert Altersregression bei Männern schneller und besser als bei Frauen. Man erklärt sich das so: „Wenn es darauf ankommt, sich in die Kindheit zu versetzen, sind die Männer schon da." Der Dresdener Kabarettist Dieter Beckert hat deswegen auch einmal die Abschaffung des Paragraphen 218 auch für den Mann gefordert. Denn –

wenn man das Kind im Manne abtreiben könnte, gäbe es einige Probleme auf der Welt weniger.

Dass die Realität dann manchmal Elemente enthält, die über die eigene zeitprogressive Vorstellung hinausgehen, werden wir gleich sehen.

☞ Die Enkel schenken ihrem Opa zum 70. Geburtstag einen Freiflug. Sie wissen, dass Opa Flugangst hat. Opa nähert sich dem Flugzeug und besteigt zusammen mit seinen Enkeln die Maschine. Der älteste der Enkel ist der 15-jährige Frank, er darf in der Nähe des Piloten sitzen. Frank flüstert dem Piloten zu, dass Opa ein wenig Angst hat und dass der Pilot ruhig einmal ein paar dramatische Figuren fliegen soll, um es für Opa zu einem besonders eindrücklichen Erlebnis zu machen.

Die Maschine startet und erreicht schließlich die Rundflughöhe. Opa genießt zunehmend den Blick von oben. Plötzlich lässt der Pilot die Maschine über den rechten Flügel abschmieren, und es geht steil in die Tiefe, bevor die Maschine wieder abgefangen wird. Am Ende der Flugfigur sagt Opa: „Das hab ich mir jetzt fast gedacht." Die Enkel wundern sich etwas über diese rätselhafte Aussage. Einige Minuten später lässt der Pilot die Maschine über den linken Flügel steil in die Tiefe stürzen. Nachdem die Maschine wieder abgefangen wurde, meint Opa: „Das habe ich mir auch gedacht." Alle wundern sich etwas. Das Ende des Rundfluges naht, und der Pilot steuert den Landeplatz an. Plötzlich lässt er die Maschine in einen Sturzflug gehen und schließt einen perfekten Looping an. Als sich wieder alle Passagiere etwas verwirrt in der Waagerechten befinden, meint Opa: „Also, das habe ich mir jetzt nicht gedacht."

Am Boden stellt der älteste Enkel Frank die Frage: „Opa, wie hast du denn das gemeint? ‚Das habe ich mir gedacht' und ‚Das habe ich mir nicht gedacht'?"

Opa antwortet: „Ich hatte ja schon Angst. Und ich habe mir fast gedacht, dass ich mir vor Angst in die Hose pinkle. Ich habe mir auch gedacht, dass ich mir vor Angst in die Hosen mache. Allerdings habe ich nicht gedacht, dass mir die ganze Soße ins Genick laufen würde."

Wir können jedoch im Sinne einer Zeitreise weit an der Zeitlinie zurückgehen, um von dort in die Zukunft zu schauen.

☞ Caesar trifft sich zu einem nächtlichen Rendezvous mit Cleopatra. Nach stundenlangem unermüdlichem Liebesspiel gurrt Cleopatra: „Sag mir was ins Ohr, was noch nie ein Mann zu einer Frau gesagt hat!" Zärtlich beißt Caesar ihr ins Ohrläppchen und flüstert nach kurzem Zögern: „Laserdrucker!"

Zeitverzerrung

Zeitverzerrung ist eines der Phänomene, die unter Hypnose auftreten. Hypnotisierte können dabei eine objektiv lange Zeit als unglaublich kurz erleben oder in kurzer Zeit einen sehr subjektiv langen Erlebnisablauf erfahren. Milton Erickson und Linn F. Cooper haben diesbezüglich faszinierende Experimente durchgeführt, auf deren Basis Erickson bis heute wenig bekannte psychotherapeutische Strategien entwickelte.[53]

Die Phänome Zeit und Zeitverzerrung werden auch in vielen Witzen thematisiert.

☞ Ein Ehepaar bereitete sich auf einen Restaurantbesuch vor. Der Mann Joachim war bereits seit einiger Zeit fertig und las in einem Management-Magazin. Seine Frau Ellen, Goldschmiedin und Besitzerin eines Geschäftes für ausgefallen Schmuck und Avantgarde-Mode, hielt sich schon seit längerem im Badezimmer auf. Joachim wurde ungeduldig und drängte seine Frau zur Eile. „Beeile dich, wir kommen sonst zu spät." Ellen antwortete etwas genervt: „Setz mich doch nicht immer so unter Druck! Ich habe dir doch schon vor einer Stunde gesagt, dass ich in einer Minute fertig bin." Joachim sank in den Sessel zurück und träumte vor sich hin. Er fand sich plötzlich in seiner Studienzeit wieder, als er Südamerika bereiste. Er war in einem Zug, und der Schaffner kam. Es kam zu einem heftigen Streit zwischen dem Kartenkontrolleur und einem einheimischen Mitreisenden. Die rudimentären Spanischkenntnisse und die gewaltige nonverbale Kommunikation reichten aus, um zu verstehen, dass der Schaffner die Fahrkarte für nicht gültig ansah. Schließlich einigten sich die beiden. Der Mitreisende bestätigte anschließend auf Englisch, dass der Schaffner tatsächlich die Gültigkeit der Fahrkarte bezweifelt habe. Der Schaffner habe gemeint: „Ihre Fahrkarte ist für den Zug von heute. Dieser Zug ist jedoch der Zug von gestern. Der Zug von heute fährt erst morgen."

Kurz danach reorientierte Ellen unseren Phantasiereisenden aus seiner Altersregression, und sie gingen gemeinsam in ein Restaurant. Es war schon etwas spät und noch später, als sie wieder zuhause ankamen. Vielleicht lag es daran, dass der Mann schlecht schlief und deshalb mitten in der Nacht aufwachte. Er sah auf die Uhr, und es war kurz vor zwei Uhr. Im Einschlafen hörte er die Turmuhr schlagen. Einmal, zweimal, dreimal, viermal ... dreizehnmal, vierzehnmal ... die Uhr war offensichtlich defekt. Der Mann zählte schließlich 97 Mal, bis die Turmuhr endlich schwieg. Er weckte seine Frau und sagte: „Du, ich glaube, wir stehen besser auf. Es ist später als jemals zuvor."

Am übernächsten Tag spürte er die Folgen dieser unruhigen Nacht. Er war mit dem Auto unterwegs nach Heidelberg. Ein Einführungsseminar für hypnosystemische Organisationsberatung und Mitarbeiterführung war das Ziel. Es war Freitag um die Mittagszeit, und die Autobahn war wie immer verstopft. Die Müdigkeit meldete sich immer stärker, und er befürchtete den Sekundenschlaf. Er erinnerte sich an das Buch von Ernest Rossi, *Die 20-Minuten-Pause*, verließ kurz die Autobahn, stoppte sein Auto auf einem in der Nähe gelegenen Parkareal und stellte seinen Fahrersitz flach. Als er gerade in eine wohltuende kurze Entspannungstrance versinken wollte, klopfte es an sein Fenster. Ein etwas atemloser Jogger fragte nach der Zeit. „Tut mir leid, ich habe meine Uhr vergessen", antwortete unser Fahrer. Er war gerade wieder am wohligen Versinken, als es erneut klopfte. Ein weiterer Jogger fragte nach der Uhrzeit. Etwas entnervt entnahm der Autofahrer seinem Schreibblock ein großes Blatt, schrieb darauf „Ich habe keine Ahnung, wieviel Uhr es ist" und legte das Blatt deutlich sichtbar hinter die Windschutzscheibe. Seine erprobte Selbsthypnose führte ihn rasch in eine beginnende Entspannung, als es schon wieder an das Seitenfenster klopfte. Ein freundlicher älterer Spaziergänger schaute herein und sagte: „Es ist genau 12 Uhr 58." Etwas verspätet traf er am Seminarort ein. Das war jedoch kein Problem, da der Seminarleiter

Gunther Schmidt gerade noch eine Kurzzeittherapie durchführte, die etwas länger dauerte. Mit Schmunzeln registrierten die Seminarteilnehmer, wie Gunther Schmidt die Situation gekonnt zu einer Übung utilisierte:

☞ Ein Ausbilder in einem Industriebetrieb hat seit drei Monaten einen Lehrling, der sich für seinen Lehrberuf als außerordentlich talentiert erweist. Es gibt eigentlich nur einen Kritikpunkt: Der Azubi hat die Angewohnheit, regelmäßig zu spät zu kommen. Aufgabe: Wie kann der Ausbilder ressourcenorientiert Feedback geben?

Es wundert unter diesen Umständen vielleicht nicht, dass Joachim schließlich den gekonntesten Vorschlag präsentierte. Der Ausbilder ruft den Lehrling zu sich und sagt: „Heiko, du bist seit drei Monaten bei uns in der Werkstatt. Ich bin mit dir außerordentlich zufrieden. Deine Werkstoffkenntnisse, die Arbeit an den Maschinen, deine rasche Auffassungsgabe ... alles vom Feinsten. Was mich jedoch am meisten beeindruckt ist die Präzision, mit der du jeden Tag eine Viertelstunde zu spät kommst."

Zwangshandlungen

Zwangspatienten kontrollieren immer wieder, ob sie die Türe wirklich abgeschlossen haben, nachdem sie das Haus verlassen haben, oder sie waschen sich dutzende Male die Hände. Solche Zwangsstörungen gelten als schwer behandelbar. Der Würzburger Psychoanalytiker Hermann Lang beschreibt Zwangspatienten als „gehemmte Rebellen", die Ordentlichkeit, Sparsamkeit und Eigensinn vereinigen.[54]

Ein Hinweis auf die Kombination dieser Eigenschaften gibt die folgende Geschichte.[55]

☞ Es regnet und regnet. Der Fluss steigt an, tritt über die Ufer, zerstört die Deiche und überflutet das Land. Das Wasser steigt stetig. Bauer Jensen und sein Knecht Karl verweigern die Evakuierung. Das Wasser steigt über das erste Stockwerk, in das zweite Stockwerk, und schließlich sitzen die beiden auf dem Dach des Hofes. Sie betrachten vorbeischwimmende Gegenstände: Bäume, Tische, manchmal Hausrat. Schließlich sieht Karl ein gutes Stück entfernt einen schwarzen Hut schwimmen. Plötzlich stoppt der Hut und bewegt sich, langsam gegen die Strömung schwimmend, wieder zurück, schwimmt wieder ein Stück mit der Strömung und dann wieder gegen die Strömung zurück. Karl stupft Bauer Jensen und sagt: „Das gibt es doch gar nicht. Was ist denn das?!" Bauer Jensen schaut kurz und meint: „Ach, das ist der Egon. Der mäht bei jedem Wetter."

Anmerkungen

1

Innovative Konzepte der Suchtbehandlung finden sich im Buch von Insoo Kim Berg (2000): Kurzzeittherapie bei Alkoholproblemen. Ein lösungsorientierter Ansatz. Heidelberg (Carl-Auer-Systeme).

2

Diesen Witz habe ich von Dr. med. Gunther Schmidt, der sich mit seinen innovativen Konzepten für die Suchtarbeit einen Namen gemacht hat. Von ihm stammt auch der Satz: „Die Leber wächst mit ihren Aufgaben."

3

Hansjörg Hautkappe – übrigens ein großartiger Witzerzähler – hat sich über diesen Witz prächtig amüsiert. Die Mitarbeiterinnen erkennbar ebenfalls.

4

Edward T. Hall (1976): Die Sprache des Raumes. Düsseldorf (Schwann).

5

Ursprünglich wollte ich das HaHandbuch der Psychotherapie erweitern, ergänzen und überarbeiten. Schließlich habe ich mich doch noch entschlossen, einen zweiten Band zu wagen. Dieses Kapitel ist ein Beispiel, wie das Überarbeiten des ersten Buches geplant war, denn es findet sich in einer kürzeren Variante schon im ersten HaHandbuch.

6

Diesen Witz verdanke ich Hansjörg Hautkappe, der schon im Abschnitt: *Ancienntitätsprinzip* Erwähnung fand.

7

Diese Geschichte hat Jeff Zeig in einem Podiumsgespräch zum Thema Ethik auf der *Evolution of Psychotherapy Conference* 1995 in Las Vegas zum besten gegeben.

8

Der Witz stammt von Jane Parsons-Fein, der langjährigen Präsidentin der New Yorker Milton Erickson Society. Sie war auch lange mit Moshe Feldenkrais befreundet und hat uns berichtet, dass Moshe

Feldenkrais diesen Witz mit John, dem Catcher absolut nicht mochte.

9

Diesen Witz habe ich während einer Bahnfahrt Walter Bongartz erzählt. Walter Bongartz, Uni Konstanz, war nicht nur von 1997–2000 Präsident der Internationalen Hypnosegesellschaft, sondern hat auch Karate-Erfahrung. Walter fiel vor Lachen wirklich beinahe von der Sitzbank – was einem Kampfsportler eigentlich nicht passieren sollte. Aber wahrscheinlich ist dieser Witz für einen Kampfsportler mit hypnotisch gutem Vorstellungsvermögen einfach zu komisch.

10

Es gibt hier noch andere Varianten: ... Kamerun und nicht Kornwestheim, Angola und nicht Augsburg, Eritrea und nicht Essen, Uganda und nicht Unterhaching, Burkina Faso und nicht Burglengenfeld usw.

11

Die Sufis sind die Mystiker des Islams. Idries Shah hat rund 30 Bücher geschrieben. Ein Teil davon wurde ins Deutsche übersetzt. Diese Bücher enthalten immer wieder Geschichten, die sich auch psychotherapeutisch nutzen lassen.

12

Das ist der Titel eines Buches, in dem Hellinger grundlegende Ordnungsprinzipien menschlicher und familialer Beziehungen beschreibt.

13

Zu diesem Witz gibt es auch eine englische Variante mit *ghost* und *goat*.

14

Der Leipziger Diplom-Psychologe und Hypnosetherapeut Peter Brock hat mir dieses komplette Kapitel zugeschickt, das ich nur noch um die Geschichte der Gebrüder Goldstein ergänzen musste.

15

Siehe das Kapitel 28 in Bd. V der *Gesammelten Schriften von Milton H. Erickson* mit dem Titel: *„Die Einstreu-Technik der Hypnose zur Symptomkorrektur und Schmerzkontrolle"*.

16

Dieser Witz stammt aus einem Witzbuch, das schon einige Jahrzehnte alt ist. In solchen Witzen zeigt sich oft auch der soziokulturelle Wandel. In den 50er und 60er Jahren gab es viele Witze, die man einerseits als frauenfeindlich einstufen könnte. Es wird dahinter jedoch manchmal auch spürbar, dass sich die Männer als unterlegen und hilflos „unter dem Pantoffel" erlebten und sich anscheinend nicht anders zu helfen wussten, als sich mit abwertenden Witzen Luft zu verschaffen.

17

Den Witz in dieser Variante brachte eine der damals noch stark minderjährigen Töchter des Heidelberger Professors für sonderpädagogische Psychologie Karl-Ludwig Holtz aus der Schule mit. Der Vater hat ihn mir dankenswerterweise gleich telefonisch übermittelt. Er hatte übrigens im ersten HaHandbuch ein Kapitel beigesteuert.

18

Diesen Witz bekam ich vom Pilsener Oberarzt Stanislav Kuderle per E-Mail zugeschickt.

19

Auf demselben Wortspiel beruht der Witz: Was ist der Unterschied zwischen Siegfried und Roy und den Gebrüdern Schuhmacher? Der Gesichtsausdruck, wenn der eine dem anderen hinten reinfährt. (Dieser Witz entstand, als der jüngere der beiden Schuhmacher-Brüder Ralph seinem großen Bruder Michael hinten reinfuhr und damit dessen Chancen auf die Weltmeisterschaft minderte.)

20

Gute Qualität haben die Produktionen von Isko-Press, und ausgezeichnet sind die CDs des Hypnos-Verlags, Esslinger Str. 40, Stuttgart. Dort findet man nicht nur CDs, die einem den Zahnarztbesuch erleichtern.

21

Ein wunderbares Beispiel ungewollter kontraproduktiver Suggestion wurde mir neulich in Form einer Karikatur zugesandt. Eine ängstliche Patientin sitzt vor dem Schreibtisch des Arztes und wartet gespannt auf die Diagnose. Der Arzt hält das Röntgenbild gegen das

Licht und telefoniert dabei mit seiner Frau: „Ach Liebling, ich habe gerade erfahren, wo demnächst eine Wohnung frei wird."

An der Regionalstelle der Milton Erickson Gesellschaft für Klinische Hypnose (M.E.G.) in Rottweil finden Fortbildungen für Physiotherapeuten, Feldenkrais-Lehrer etc. statt, um heilungsfördernde Sprachmuster zu erlernen und ungünstige Suggestionen zu vermeiden.

22

Diesen Witz habe ich von Woltemade Hartman, einem führenden Hypnosetherapeuten aus Südafrika, der mir den Krüger-National-Park zeigte.

23

Den zweiten Teil dieser Geschichte habe ich aus dem schönen kleinen Witzbuch des ehemaligen Stuttgarter Oberbürgermeisters Manfred Rommel.

24

Mit einem Dank an Jeff Zeig, der im Februar 1996 in Rottweil anrief, um diese Geschichte zu erzählen. Jeff Zeig ist der Direktor der Milton Erickson Foundation in Phoenix. Erickson hat ihn intensiv gefördert und ausgebildet. In seinem hoch interessanten Buch *Die Weisheit des Unbewußten – Hypnotherapeutische Lektionen bei Milton Erickson* beschreibt Zeig diese Lehrjahre ausführlich. Wenn man es liest, bekommt man eine Ahnung, warum damals spekuliert wurde, dass Castaneda mit seinem Don Juan eigentlich Erickson zum Vorbild gehabt hat. Dieses Gerücht aus den 70er Jahren hat zwar keinen Wahrheitsgehalt, aber trotzdem bleibt es sehr ungewöhnlich, wie Erickson Jeff Zeig ausgebildet hat.

25

In den USA kursierte eine andere Variante: Ohne Kokain und mit der Pointe: „Und das, Hohes Gericht, ist die Wahrheit und nichts als die Wahrheit, so wahr ich William Jefferson Clinton heiße." Bezüglich Konstruktion von Realitäten fand ich kürzlich noch einen anderen Clinton-Witz: Bill Clinton hat jetzt doch zugegeben, einige Male mit Jennifer Flowers geschlafen zu haben. Er sei jedoch dabei nie gekommen. (Zur Erinnerung: Bill Clinton hat auch zugeben, dass er Marihuana geraucht hat. Er habe dabei jedoch nie inhaliert.)

26

Das Buch von Rabbi Telushkin, *Jewish Wisdom*, ist im Anhang besonderer Witzbücher ausführlich beschrieben.

27

Der Analytiker und Psychotherapieforscher Adolf Ernst Meyer hatte sich bei mir humorvoll beklagt, dass im ersten Band des HaHandbuchs Witze zu psychoanalytischen Konzepten unterrepräsentiert seien. Er wollte mir eine Sammlung psychoanalytischer Witze schicken, damit ich diese Wissenslücke schließen könne. Leider starb Adolf Ernst Meyer, bevor er seine Zusage einlösen konnte. In diesem zweiten HaHandbuch sind nun einige Kapitel zu analytischen Konzepten. Ich denke noch immer gerne an Adolf Ernst Meyers wohlwollende und unterstützende Hilfe im Vorfeld der Hamburger Konferenz *The Evolution of Psychotherapy* zurück.

28

Esdaile, James (1846): Mesmerism in India, and Its Application in Surgery and Medicine. London (Longman, Brown, Green and Longmans).

29

Wo es Zahnärzte gibt, die mit Hypnose arbeiten, erfährt man bei der Deutschen Gesellschaft für zahnärztliche Hypnose, DGZH, Esslinger Str. 40 in Stuttgart, Tel: (07 11) 2 36 06 18. Dort erhalten Zahnärzte auch Informationen über Ausbildungsmöglichkeiten.

30

Und wie heißt der Dirigent des Tokioter Kastratenchores? Kamushi Kasaki.

31

Ich fand in einem amerikanischen Witzbuch noch einen anderen Witz mit General Custer, aber der ist etwas extrem. Deswegen versteckt er sich in den Fußnoten, die wahrscheinlich ohnhin niemand liest: „Welche Farben hatte das Schlachtfeld von General Custer: „Schneeweiß". Warum? Die Indianer kamen und kamen und kamen.

32

Meine Tochter Alexandra hat mit Kommilitoninnen dieses Buch korrekturgelesen. Am Rande dieses Kapitels stand der Witz: Warum haben Blondinnen oft blaue Flecken um den Bauchnabel? Weil es auch blonde Männer gibt.

33

Aus Telushkin (siehe den Anhang über besondere Witzbücher).

34

Falls Sie längere Zeit Probleme beim Verstehen haben, dann wiederholen Sie einmal sorgfältig und langsam den ersten Satz, den der Ehemann im Witz sagt.

35

Bongartz, Walter (1996): Der Einfluß von Streß und Hypnose auf das Blutbild. Psychohämatologische Studien. Frankfurt (Lange).

36

Stierlin, Helm (1975): Adolf Hitler. Familienperspektiven. Frankfurt (Suhrkamp).

37

Die deutsche Übersetzung des ersten Buches von Steven Hassan, *Ausbruch aus dem Bann der Sekten*, ist vergriffen. Die amerikanische Ausgabe hat den Titel *Combatting Cult Mind Control*. Seit Mai 2000 gibt es das lange erwartete neue Buch von Hassan, in dem er Möglichkeiten des Sektenausstiegs beschreibt: *Releasing the bonds: Empowering people to think themselves*. Auf deutsch zu empfehlen: M. T. Singer, J. Lalich (1997): Sekten – Wie Menschen ihre Freiheit verlieren und wiedergewinnen können. Heidelberg (Carl-Auer-Systeme).

38

Das Buch ist in der kommentierten Bibliographie am Ende des Buches beschrieben und zitiert.

39

Was kommt heraus, wenn man einen Pitbull mit einem Collie kreuzt? Ein langhaariger kurzer Hund, der dich ins Bein beißt und dann rennt und Hilfe holt.

40

Siehe hierzu den ausführlichen Bericht im Kapitel „Dem Klienten in seinem Bezugsrahmen begegnen", *HaHandbuch I*.

41

Haley, Jay (1996): Die Psychotherapie Milton Ericksons. Stuttgart (Klett-Cotta). Im neuen Buch von K. L. Holtz, S. Mrochen, P. Nemetschek und B. Trenkle (2000): *Neugierig aufs Großwerden*. Heidelberg (Carl-Auer-Systeme) werden strategische Vorgehensweisen für die Kinder- und Jugendlichentherapie behandelt.

42

Diesen Witz erzählte Jane Parsons-Fein, die langjährige Präsidentin der New Yorker Milton Erickson Gesellschaft, am Rande eines ihrer hervorragenden Seminare über Hypnose und Körpertherapie in Rottweil. Allerdings muss ich jedesmal von meinem besten Rotwein opfern, bevor Jane Witze dieser Güteklasse zum Besten gibt.

43

Siehe hierzu z. B. die bisher erschienen Bände des Jahrbuchs *Managerie*.

44

In Wirklichkeit stammt dieser Witz aus dem ausgezeichneten *Witzbuch* von Peter Köhler (siehe Anhang).

45

Weniger empfehlenswert erscheint jedoch das neue Buch von Michael Jackson: „Das Auf und Ab in der Kindererziehung" (The ups and downs in child rearing).

46

„Born to be mild" lautete die Überschrift des Editorials von Heiko Ernst in der April-Ausgabe 2000 von *Psychologie Heute*.

47

aus Dreifuß, Hanspeter (1999): Medizin für gute Laune. Interlaken (Eigenverlag) – ein Buch mit einer unglaublichen Sammlung von hervorragenden Sprüchen.

48

Es gibt noch eine weitere Variante mit diesem Wortspiel. Boris Becker und Michael Stich entspannen sind beim Fallschirmspringen. Der Schirm von Stich öffnet sich nicht. Der Reserveschirm von Stich öffnet sich ebenfalls nicht. Boris ruft hinterher: „Dann hast du halt einmal den härteren Aufschlag."

49

Ein Tip: Sie müssen das Wort „Indianer" etwas „schlampig" betonen oder sich den Buchstaben „d" in „Indianer" groß geschrieben vorstellen.

50

Diese Adresse ist korrekt. Sie bekommen dort tatsächlich eine Liste ausgebildeter Hypnosetherapeuten.

51

im Wort „Patient" steckt vom Wortstamm her auch das Wort „Geduld".

52

Ein nachhaltiger Beleg für die schlechte Nachricht, die Gott Adam mitteilte (siehe das Kapitel „Teile-Arbeit").

53

Siehe hierzu Rossi, E. L. (1997): Gesammelte Schriften von Milton H. Erickson, Bd. III. Heidelberg (Carl-Auer-Systeme), S. 320 ff.

54

Siehe Langs Artikel „Zur Struktur und Therapie der Zwangsneurose – Der Zwangsneurotiker als ‚gehemmter Rebell'" in der Zeitschrift *Psyche* Nr. 40, 1986.

55

Diesen Witz erzählte der Direktor des polnischen Erickson-Institutes am Rande unserer jährlichen Fortbildungswoche im wunderschönen polnischen Wigry-Nationalpark.

Anhang

Ein Auswahl wichtiger Grundlagenliteratur:

Adams, Phillip a. Patrice Newell (1998): *Politically incorrect jokes from the net.* London (Souvenir Press). Dieses Buch enthält Witze aus dem Internet. Mir scheint, dass das Internet etwas die Maßstäbe verschoben hat. Witze, die früher nur mündlich weitererzählt wurden und die niemand zu publizieren wagte, erscheinen plötzlich schriftlich im Internet und werden danach auch gedruckt.

Asimov, Isaac (1992): *Asimov laughs again: More than 700 favorite jokes, limericks, and anecdotes.* New York (Harper Perennial).
Dies ist das zweite Witzbuch von Asimov. Das Buch enthält bei weitem nicht mehr so geniale Witze wie das erste, *A treasury of humor.* Dafür sind hier jedoch unglaublich geistreiche Limericks zu finden. Asimov beschreibt viele persönliche Begegnungen und dokumentiert dabei seine große Schlagfertigkeit.

Dedopulos, Tim (1998): *The best pub joke book ever 2.* London (Carlton).
Gute englische Witze-Sammlung.

Frank-Planitz, Ulrich (1999): *Manfred Rommels gesammelte Witze*. Stuttgart (Engelhorn).

Der ehemalige Stuttgarter Oberbürgermeister Rommel ist für seine geistreichen und humorvollen Reden bekannt. Hier wurden seine Lieblingswitze gesammelt. Viele eignen sich zum Spicken von politischen Reden. So zum Beispiel: Zuruf aus der letzten Reihe bei einem Vortrag: „Ich verstehe hier hinten kein Wort." Ganz vorne wendet sich jemand nach hinten und ruft: „Können wir vielleicht die Plätze tauschen?"

Hoppe, Ulrich (1991): *Schmutzige Witze ... die nur Männer sich erzählen*. München (Wilhelm Heyne).

Ein Witzbuch, das ich im Antiquariat fand. Es enthält viele knackige Verstöße in Bezug auf *political correctness*. Die Verstöße sind jedoch oft geistreich.

Köhler, Peter (1994): *Das Witzbuch*. Stuttgart (Philipp Reclam jun.).

Ein geistreiches Witzbuch mit Bezügen zur Literatur. Hier finden sich Witze, die im Durchschnittswitzbuch nicht zu finden sind.

Schuster, Leon (1998): *Leon Schuster's lekker thick South African joke book*. Halfway House (Zebra).

Ein Witzbuch, in dem die Hälfte der Witze in Englisch und die andere Hälfte in Afrikaans geschrieben ist. Vielleicht aufgrund der langjährigen politischen Isolation von Südafrika enthält es Witze, die hier weniger bekannt sind. Leider konnte ich nur die englischsprachigen Witze verstehen.

Spalding, Henry D. (1969): *Encyclopedia of Jewish humor – from biblical times to the modern age.* New York (Jonathan David).

Eine unglaublich umfangreiche Sammlung jüdischen Witzes.

Telushkin, Joseph (1992): *Jewish humor – What the best Jewish jokes say about the Jews.* New York (William Morrow).

Geistreiches Buch über jüdischen Humor und die jüdische Seele. Das Buch enthält eine Bibliographie auch alter jüdischer Witzbücher jeweils mit Kommentar. Mit Hilfe dieser Bibliographie konnte ich via Internet einige sehr schöne alte Witzbücher erstehen.

Pietsch, Jim (1998): *New York cab driver joke book, Vol. II.* New York (Warner).

Viele Jahre nach dem ersten Band das wiederum ausgezeichnete zweite Witzbuch des New Yorker Jazzmusikers und Taxifahrers Jim Pietsch. Das Buch enthält sehr viele Musiker- und Künstlerwitze.

222

Jürgen von der Lippe/Klaus de Rottwinkel (1999):
Wie rede ich mich um Kopf und Kragen. Anecken in jeder Runde. München (Goldmann).

Aus meiner Sicht das beste deutschsprachige Witzbuch der letzten Jahre. Es erfüllt alle Erwartungen, die der Titel verspricht. Für alle Humor- und Witzliebhaber unbedingt zu empfehlen. Das Buch enthält nicht nur Witze, sondern viele böse Tips, wie man schlagfertig anecken kann oder sich kunstvoll verteidigt. Was antwortet man auf die Aufforderung „Leck mich am Arsch!"? Vielleicht: „Mußt du ständig auf deine Veranlagung zu sprechen kommen?" Das Buch enthält auch Hinweise zur Freizeitgestaltung. Ein diesbezüglicher Vorschlag: „Gehen Sie mit Freunden in ein Begräbnisinstitut. Legen Sie sich unbemerkt in einen Sarg. Wenn der Laden sich mit Kunden gefüllt hat, dann schmeißen Sie den Deckel auf und brüllen: ‚Bedienung!'" – Leider habe ich dieses Buch zu spät entdeckt. Mein Witzbuch war praktisch schon fertig.

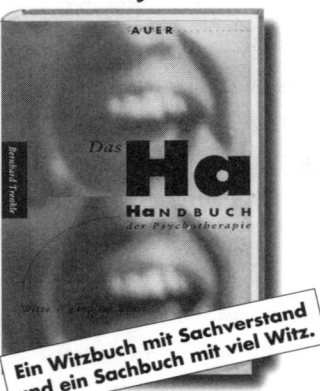
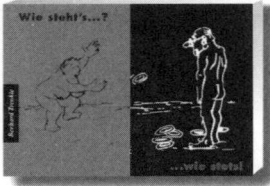